Sam Carstens

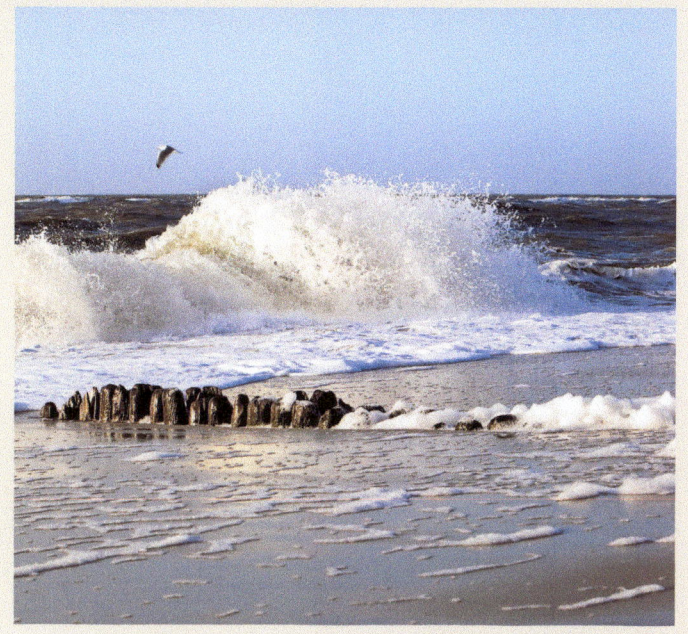

AF286208

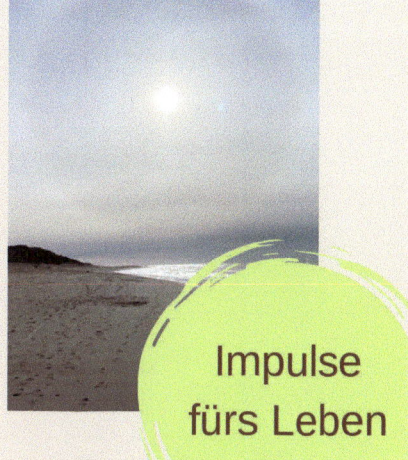

Impulse
fürs Leben

SYLT TUT GUT

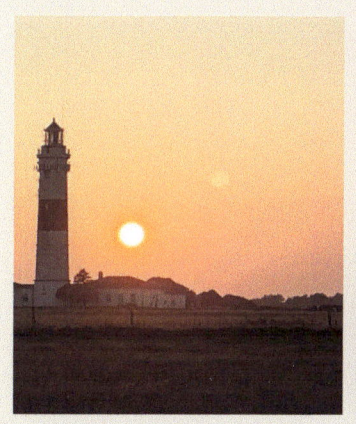

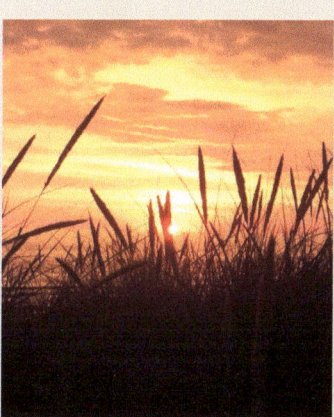

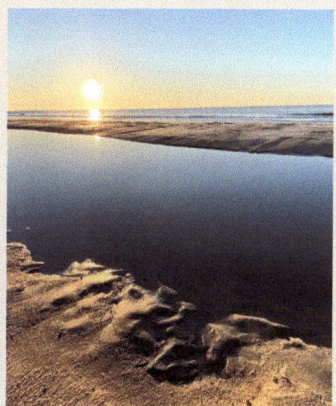

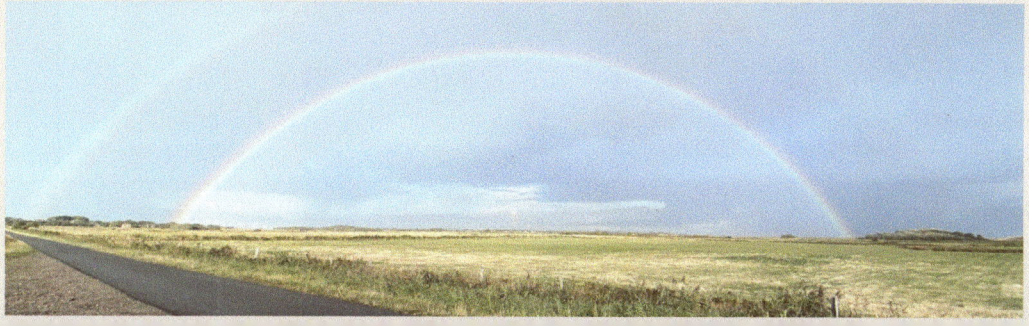

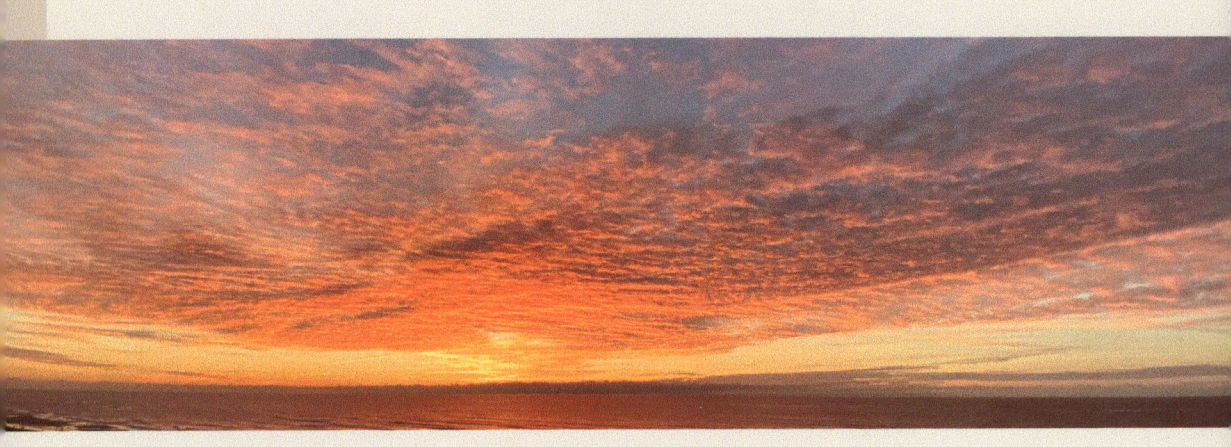

Impressum:

Bibliografische Information der Deutschen Nationalbibliothek: Die Deutsche Nationalbibliothek verzeichnet diese Publikation in der Deutschen Nationalbibliografie; detaillierte bibliografische Daten sind im Internet über dnb.dnb.de abrufbar.

Die automatisierte Analyse des Werkes, um daraus Informationen insbesondere über Muster, Trends und Korrelationen gemäß §44b UrhG („Text und Data Mining") zu gewinnen, ist untersagt.

© 2025 Sam Carstens
Gestaltung und Fotos: Nina Wedell & Canva

Verlag: BoD · Books on Demand GmbH, In de Tarpen 42, 22848 Norderstedt, bod@bod.de
Druck: Libri Plureos GmbH, Friedensallee 273, 22763 Hamburg

ISBN: 978-3-7693-2293-4

SYLT TUT GUT
Vorwort

Wie schön, dass du dieses Buch in den Händen hältst.

365 Tage im Jahr an einem Ort zu sein, erscheint auf den ersten Blick langweilig, aber die Natur ist in jedem Moment, in jeder Sekunde anders und aufregend - schau genau hin, siehst du es auch?

Meine Heimat ist Sylt und ja - ich entdecke die Schönheit dieser Insel jeden Tag aufs Neue. Mir wird dabei nicht langweilig, ich liebe es.

Nach gesundheitlichen Herausforderungen war mein beweglicher Radius stark eingeschränkt und ich bin so froh und dankbar über jeden Tag, den ich wieder in die Natur und zum Wasser gehen kann. In dem Moment, wo etwas vermeintlich Selbstverständliches nicht mehr geht, ändert sich der Blickwinkel. Als ich kaum laufen, geschweige denn Hüpfen oder Springen konnte, war alles plötzlich anders. Autoimmun als Schicksal oder als Herausforderung - ich habe die Wahl wie ich damit umgehe. Ich habe alles klassische angezweifelt und gehe meinen eigenen Weg.

Unter anderem aus diesem Grund ist ein tiefer Wunsch entstanden, dieses Buch zu schreiben. Ich darf viel lernen auf meiner Lebensreise zu "neuer Gesundheit". Diese Reise dauert weiter an und ich möchte meine bisherigen Erkenntnisse mit dir teilen und dich inspirieren. In Verbindung zu meiner Liebe zur Fotografie sollte es unbedingt ein Buch sein, dass auch Impressionen meiner wunderschönen Heimatinsel zeigt.

Also - hier ist es. Bunt wie das Leben. Schön wie die Insel. Lass dich inspirieren, lese es quer, blättere drin rum, nutze es als Workbook, verschenke es oder lege es zur Deko irgendwo hin.

Die Hauptsache ist: habe viel Freude und lass es dir gut gehen! Gönn dir eine Auszeit - mit oder ohne Buch :-)

In diesem Sinne, alles Liebe
deine Sam

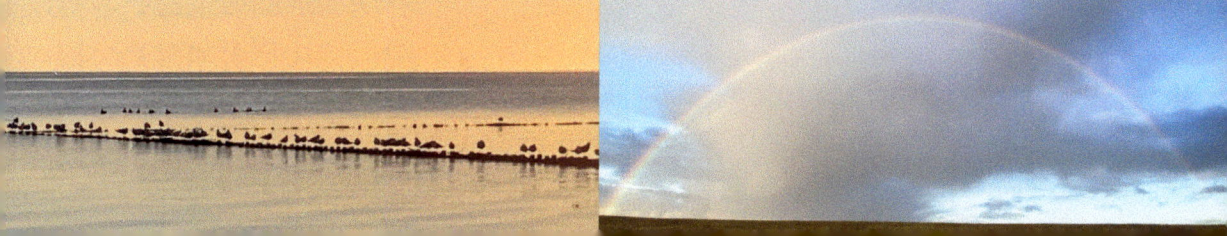

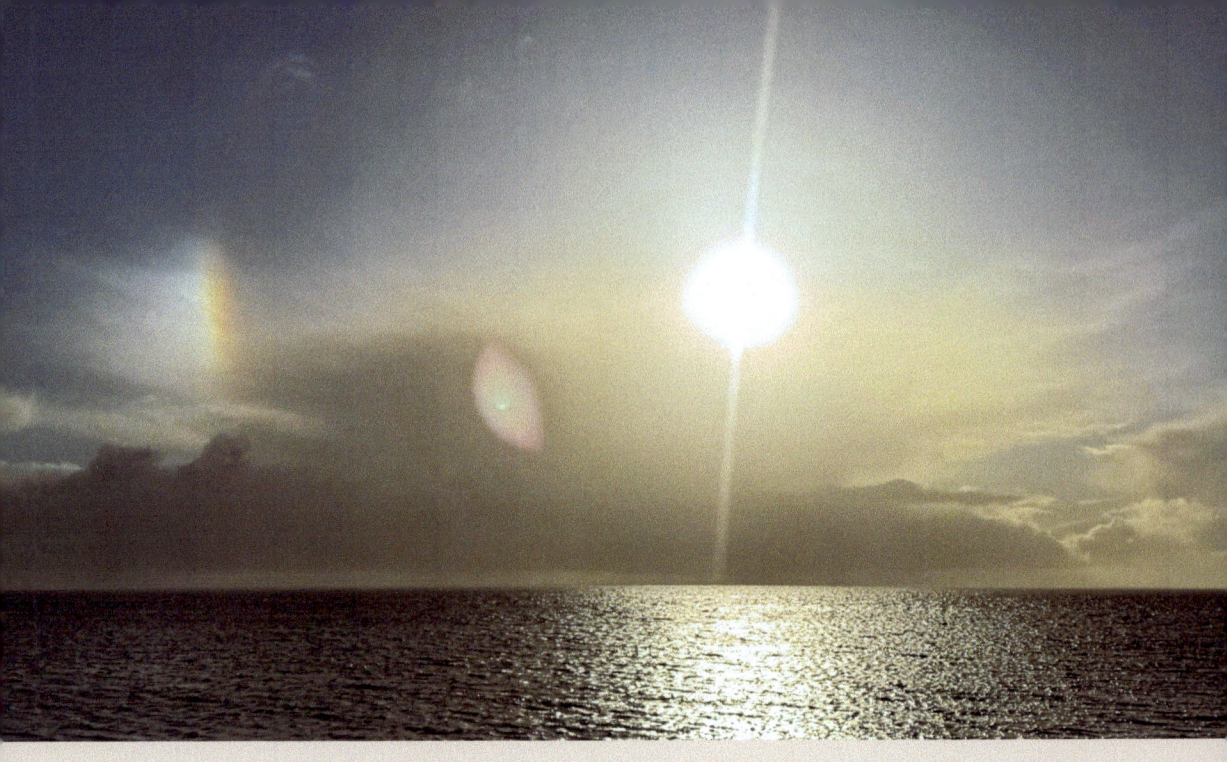

ALLES IST IMMER DA

Siehst du den kleinen Regenbogen im Bild?
Auch wenn wir vieles im Leben nicht immer sehen
können, alles ist immer zeitglich da.

Tagsüber können wir keine Sterne sehen, aber wir wissen
sie sind da. Sie zeigen sich gerade woanders auf der
Welt. Du kannst darauf vertrauen, dass hinter den
Wolken wieder die Sonne und das Licht auf dich warten.

Vertraue - es darf alles sein und gehört zum Leben...

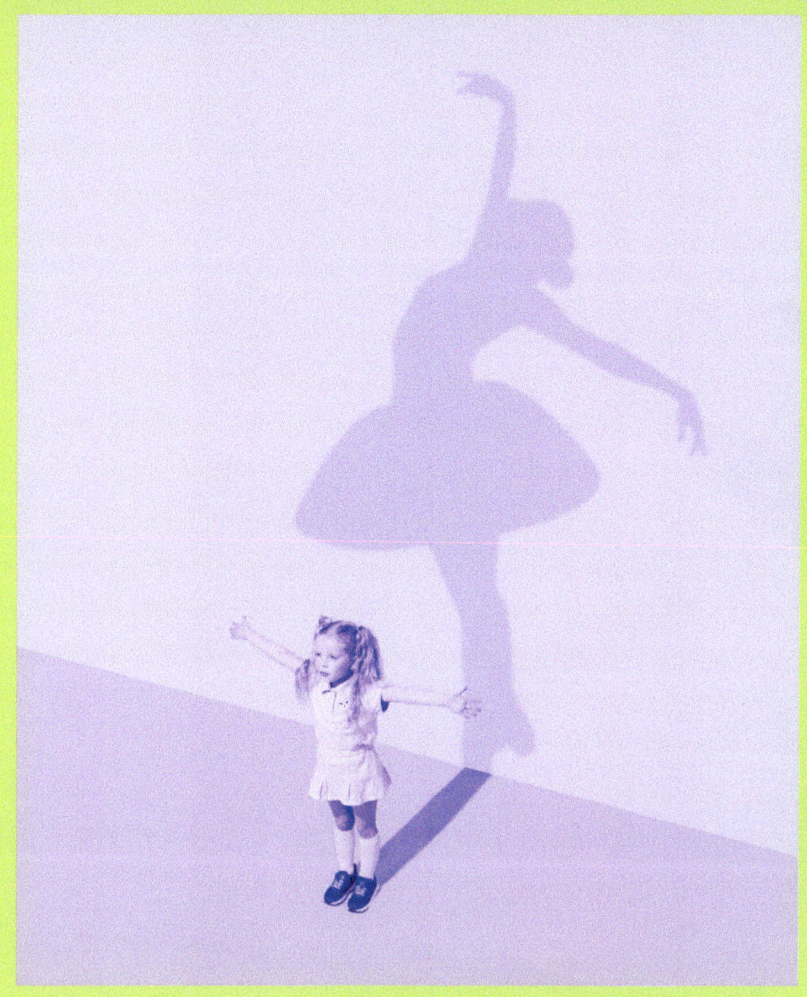

IF YOU CAN DREAM IT, YOU CAN DO IT.

Walt Disney

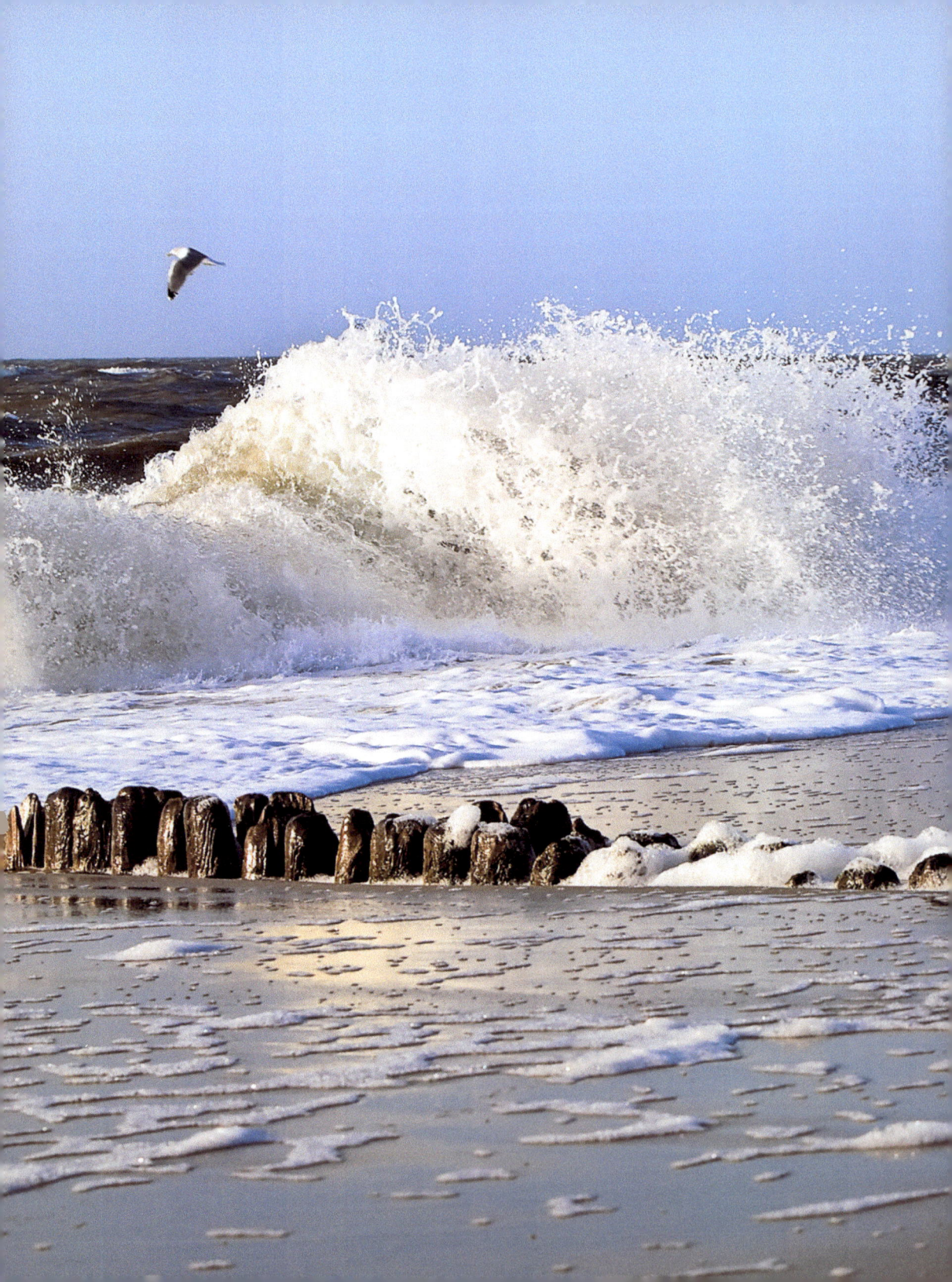

DAS RAD MEINES
LEBENS

DAS RAD DES LEBENS IST EIN GROSSARTIGES WERKZEUG,
DASS DIR HELFEN KANN, DICH BESSER ZU VERSTEHEN.

DENKE ÜBER DIE ACHT KATEGORIEN DEINES LEBENS NACH
UND BEWERTE SIE AUF EINER SKALA VON 1-10.
WO STEHST DU UND WO WILLST DU HIN?

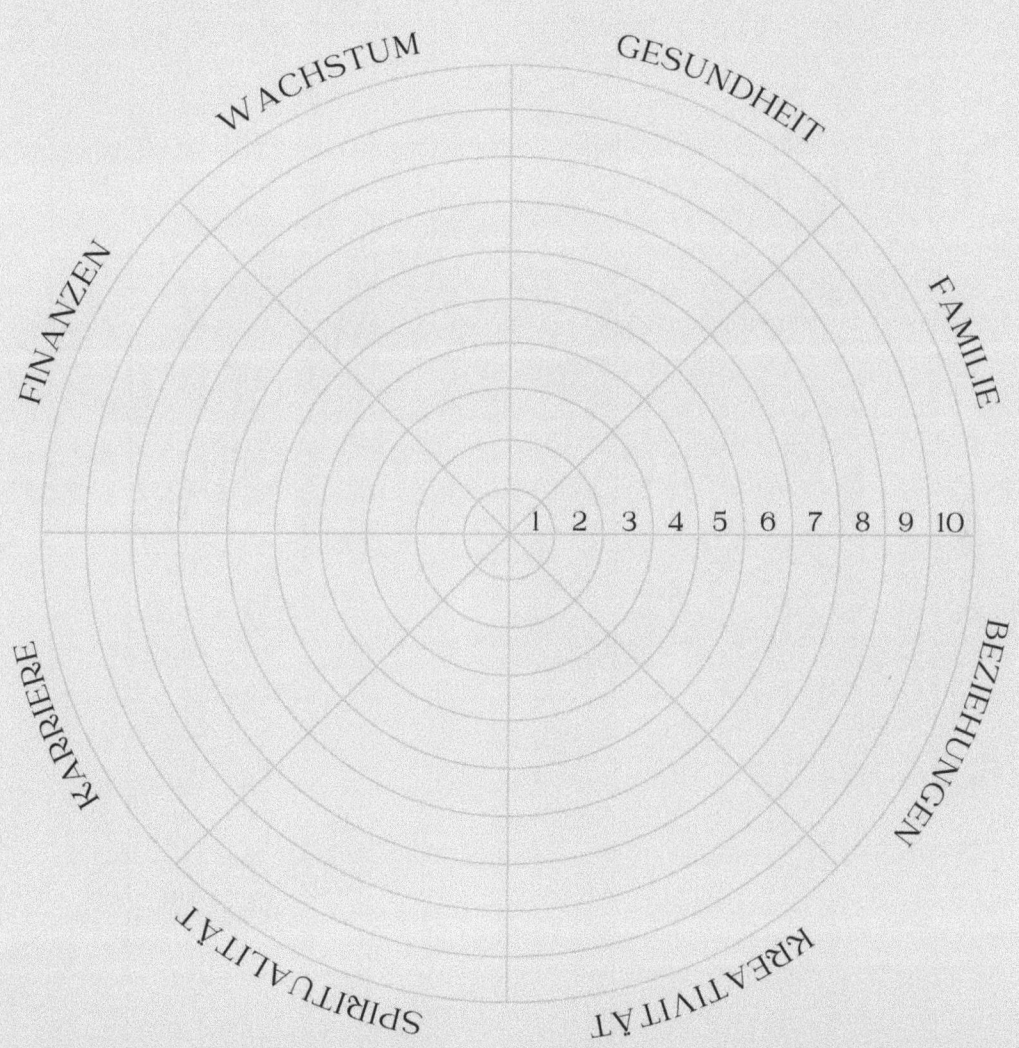

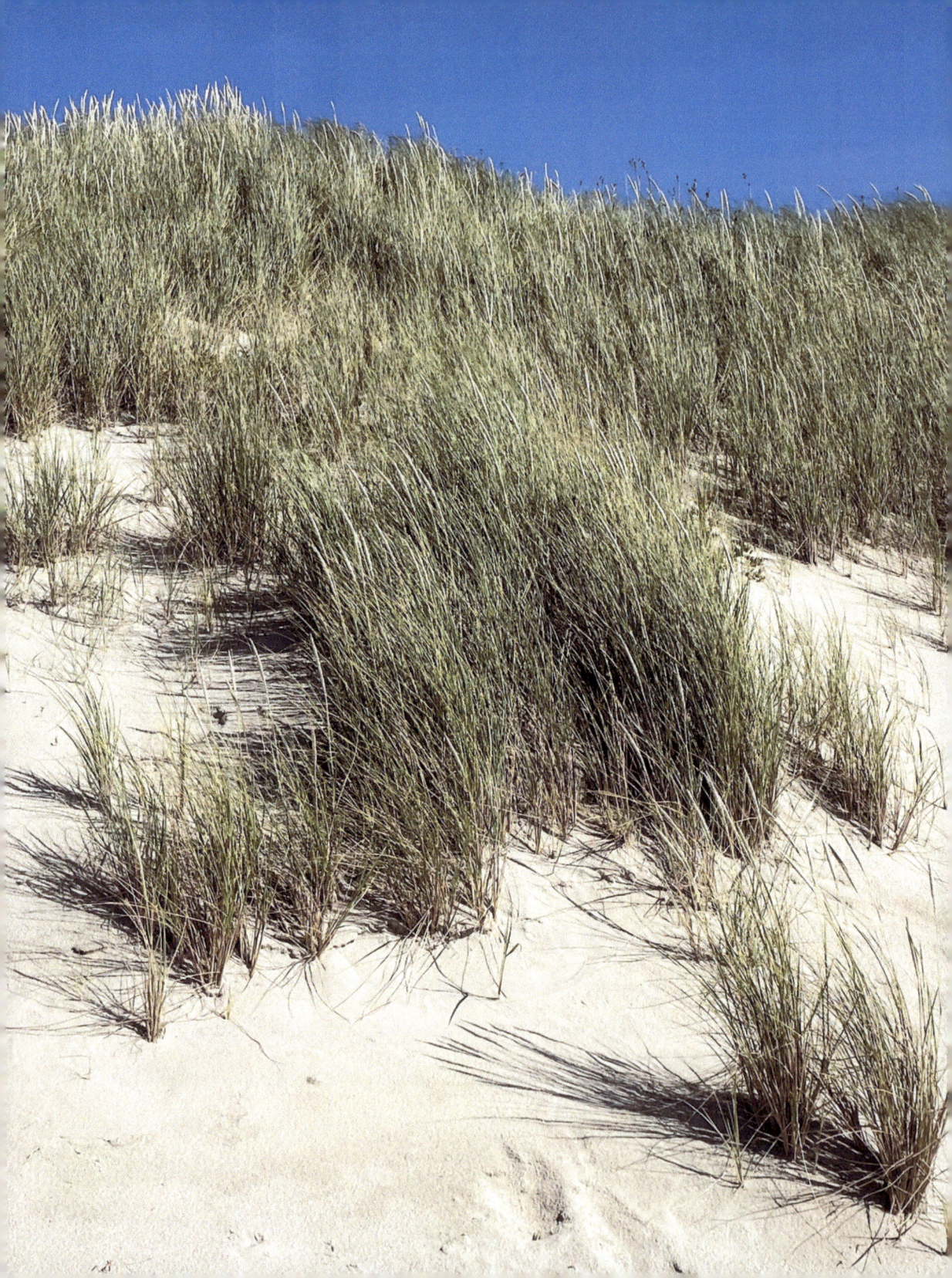

NEUANFANG

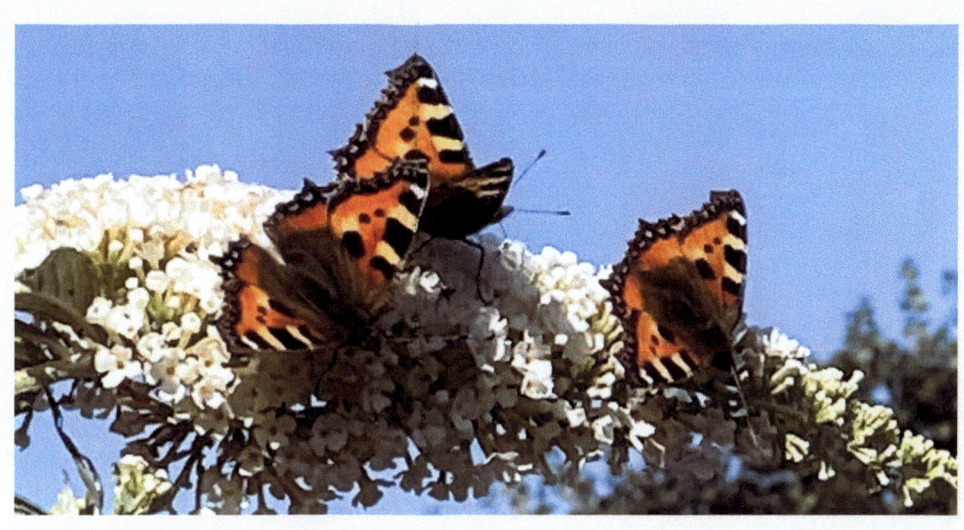

"Es ist das Ende", sagte die Raupe.

"Es ist der Anfang", sagte der Schmetterling.

Was ist, wenn das, was wir gerade wahrnehmen und empfinden erst der ruckelnde Anfang von etwas wundervollem Neuem ist?
Was ist, wenn wir unsere Träume Wirklichkeit werden lassen können?

Hast du auch schon sooo viel an etwas gedacht, dich in die Situation hineinversetzt und dabei das Gefühl bekommen, es sei real? Ähnlich wie bei dem Huhn und dem Ei im Sinne "was war zuerst da?"

Viele sagen, deine Gedanken und Emotionen erschaffen deine Realität.

Also, träumen und fühlen wir doch besser groß!

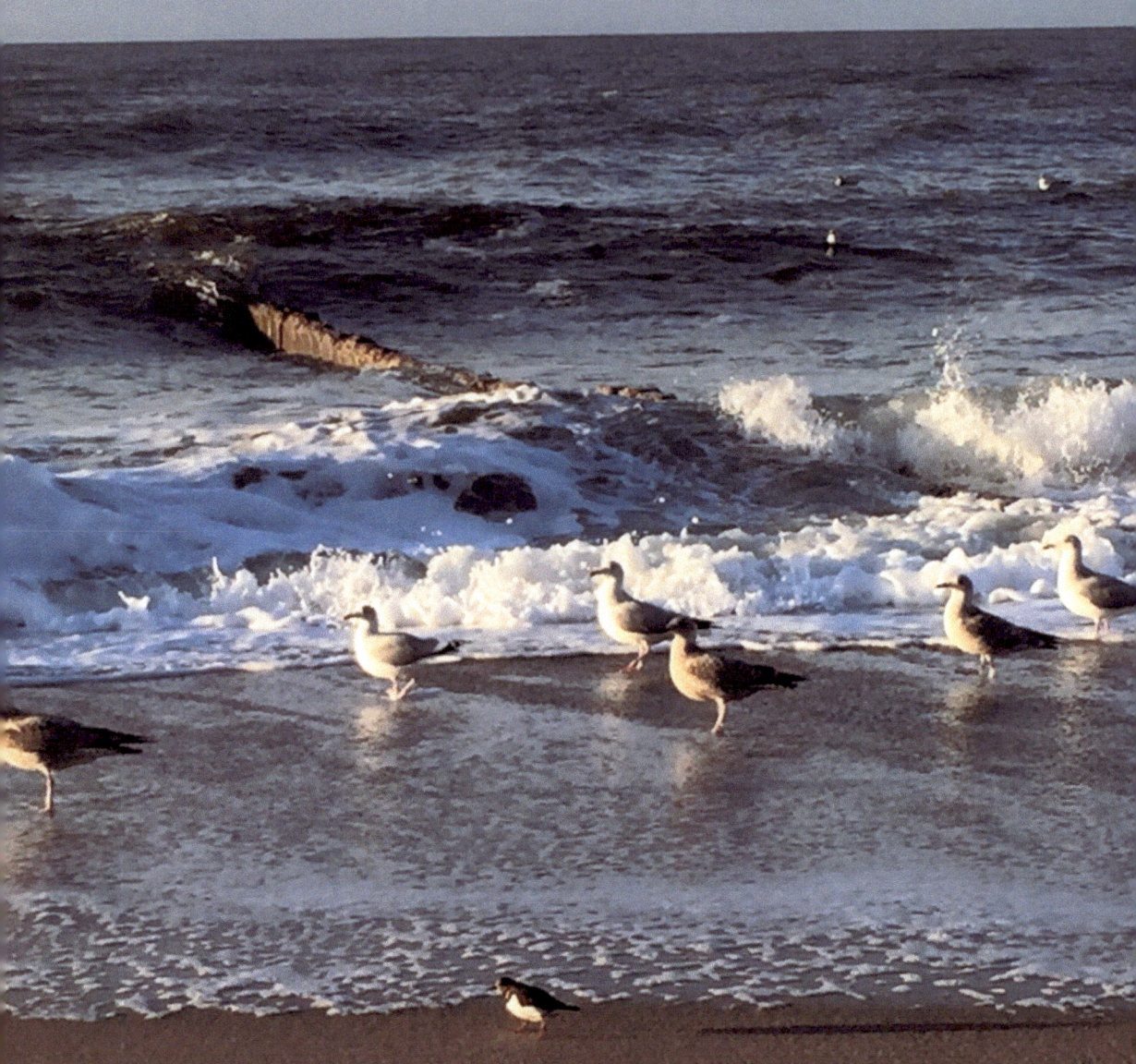

Ein Tag, an dem man nicht lacht,
ist ein verlorener Tag.

Charlie Chaplin

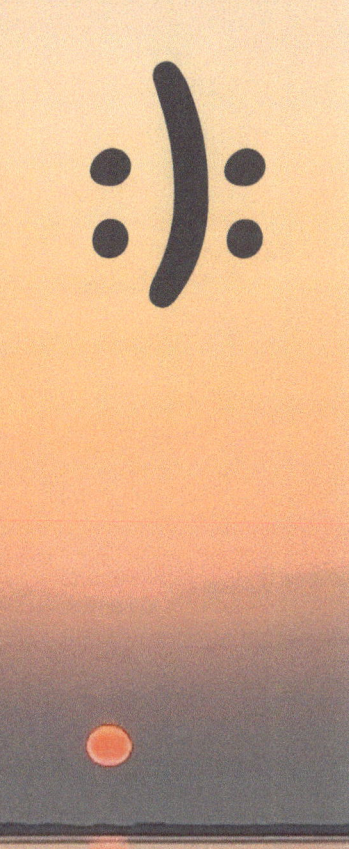

Lächeln? Traurigsein?
Wir haben die Wahl!

In jedem Augenblick unseres Lebens haben wir eine Wahl… welchen Smiley siehst du?

Du kennst bestimmt die Geschichte mit dem halbvollen oder halbleeren Glas und denkst dabei: „ja, grundsätzlich bin ich ja positiv eingestellt, aber in diesem Falle …" Interessant ist es, wenn wir wirklich jeden Moment in unserem Leben hinterfragen und darüber nachdenken, ob es eine andere Sichtweise / eine andere Perspektive geben kann.

Ohne Regen gibt es keinen wundervollen Regenbogen! Ohne Dunkelheit kein Licht. Ohne Kälte keine Wärme. Alles hat einen Gegenpol.

Die äußeren Umstände kann ich nicht ändern, aber meine Einstellung dazu – das liegt in meiner Hand. Ich kann die Situation annehmen und das Beste daraus machen.

Tipp: neutral hinterfragen -
was könnte gut sein an dieser Situation
(und sei sie auch noch so doof)

May your choices reflect your hopes, not your fears.

(Nelson Mandela)

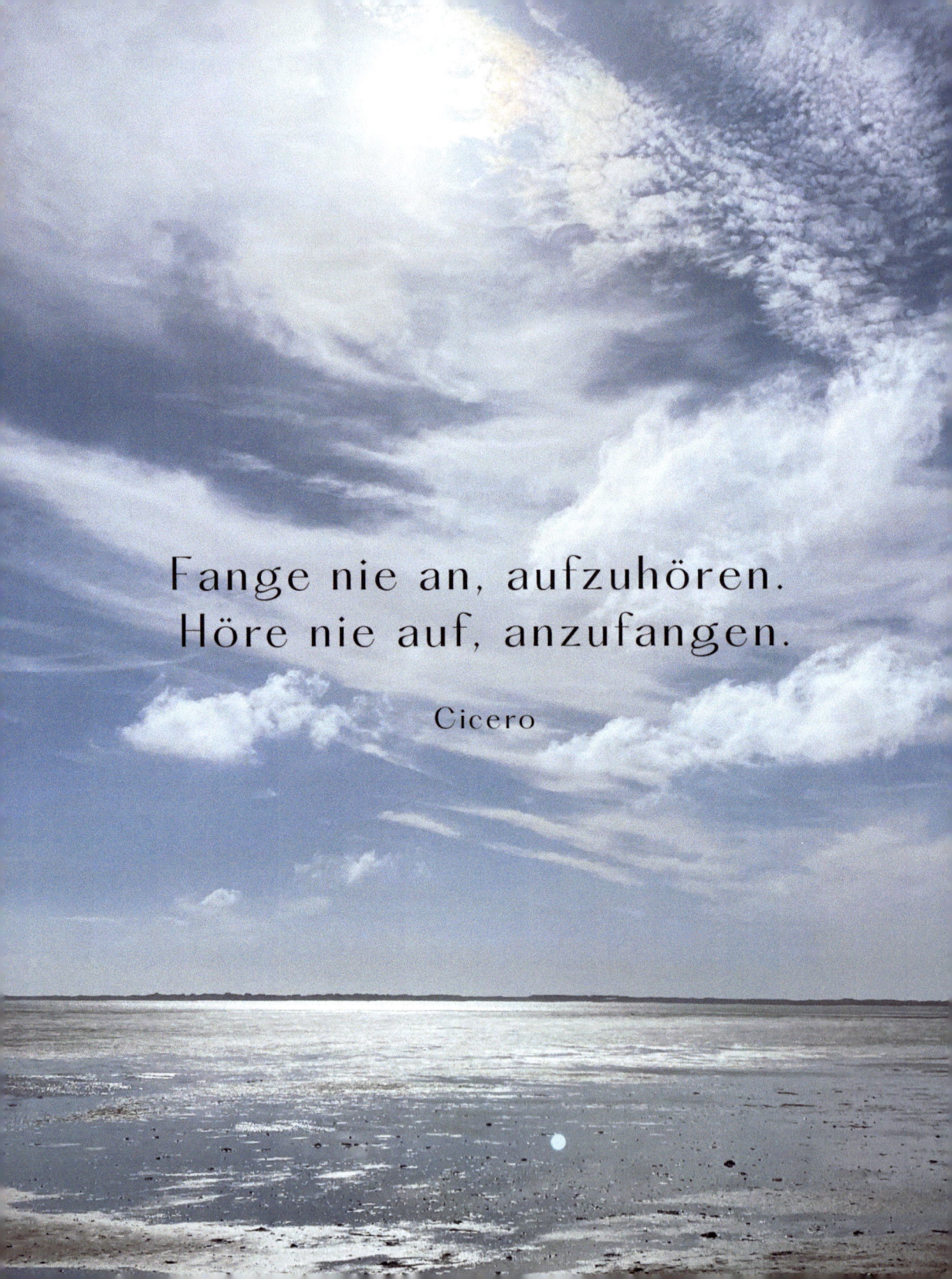

Fange nie an, aufzuhören.
Höre nie auf, anzufangen.

Cicero

Aufstehen - Hinfallen - Aufstehen

Als Kind hatten wir das Gefühl alles zu können und wie oft gelang uns das scheinbar Unmögliche.

Beim Laufenlernen sind wir natürlich oft hingefallen und haben dennoch nicht aufgehört es zu versuchen, bis es uns gelungen ist - wir standen aufrecht und uns gelangen die ersten Schritte - Hurra. Auch beim Sport heißt es „immer einmal mehr aufstehen als hinfallen" - alles Weisheiten, die zum Erfolg führen.

„Übung macht den Meister" - noch so ein Spruch, den ich in der Schule gehört habe. Er hat genervt, aber leider ist da etwas Wahres dran.

Also - worauf warten wir eigentlich noch? Fangen wir an und stehen so lange wieder auf bis das Ergebnis in unserem Sinne ist.

Ein lieber Freund sagte einmal „Sam, du musst Fehler machen, um zu lernen. Wir machen alle Fehler." Das war wie eine Befreiung für mich. Es geht darum, aus Fehlern zu lernen und nicht darum, bloß keine Fehler zu machen und nur das zu machen, was man irgendwie vermeintlich schon kann. Beim Ausprobieren lernen wir.

Also los, trau dich und glaube daran, dass du es kannst. Und steh solange auf bis du laufen, rennen oder sogar fliegen kannst.

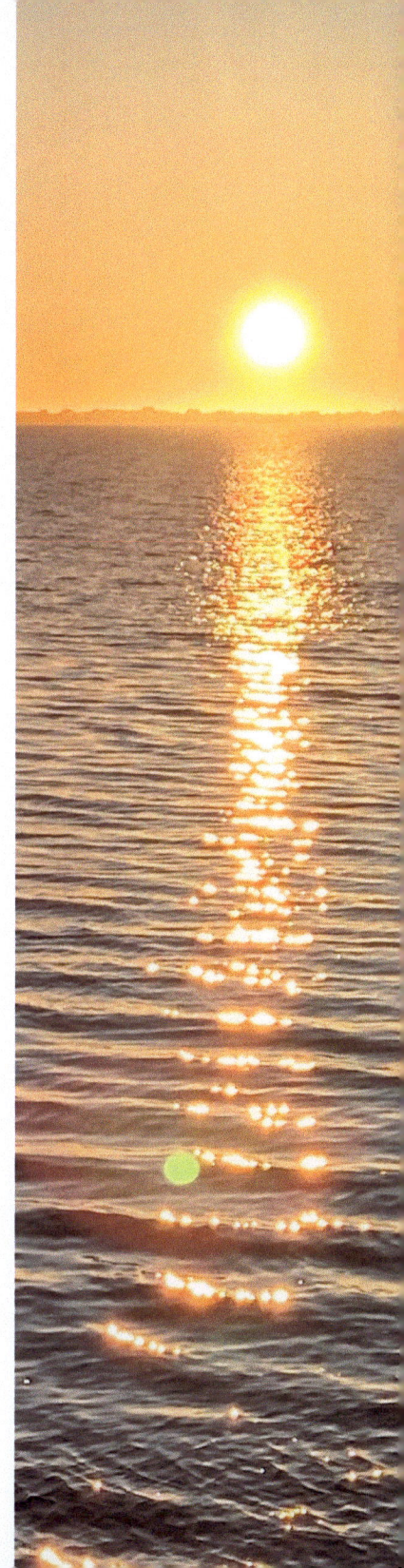

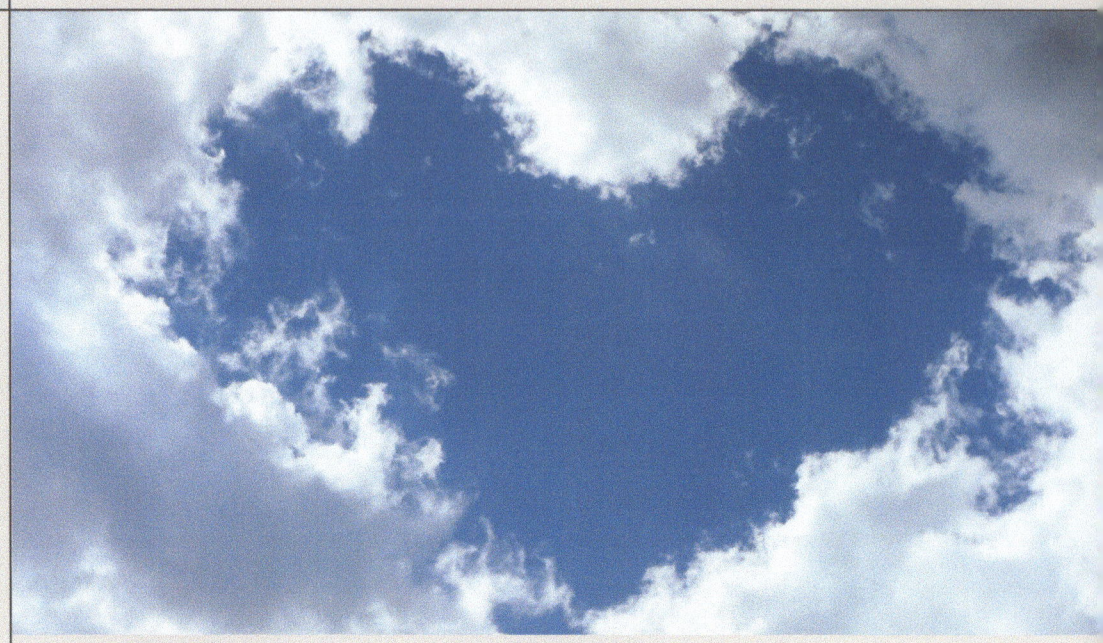

EINE FRAGE DER PERSPEKTIVE

…schau dich um und entdecke "Unsichtbares" … manchmal sieht man in Wolken, Steinen, Blättern bestimmte Formen beispielsweise ein Herz…besonders Geübte entdecken richtige Gestalten in Baumstrukturen oder ähnlichem… das ist auch ein tolles Spiel mit Kindern bei sonst vielleicht langweiligen Spaziergängen. Gerade die Phantasie von Kindern ist viel ausgeprägter. Öffne dich für neue Möglichkeiten, lasse alte Konzepte hinter dir …

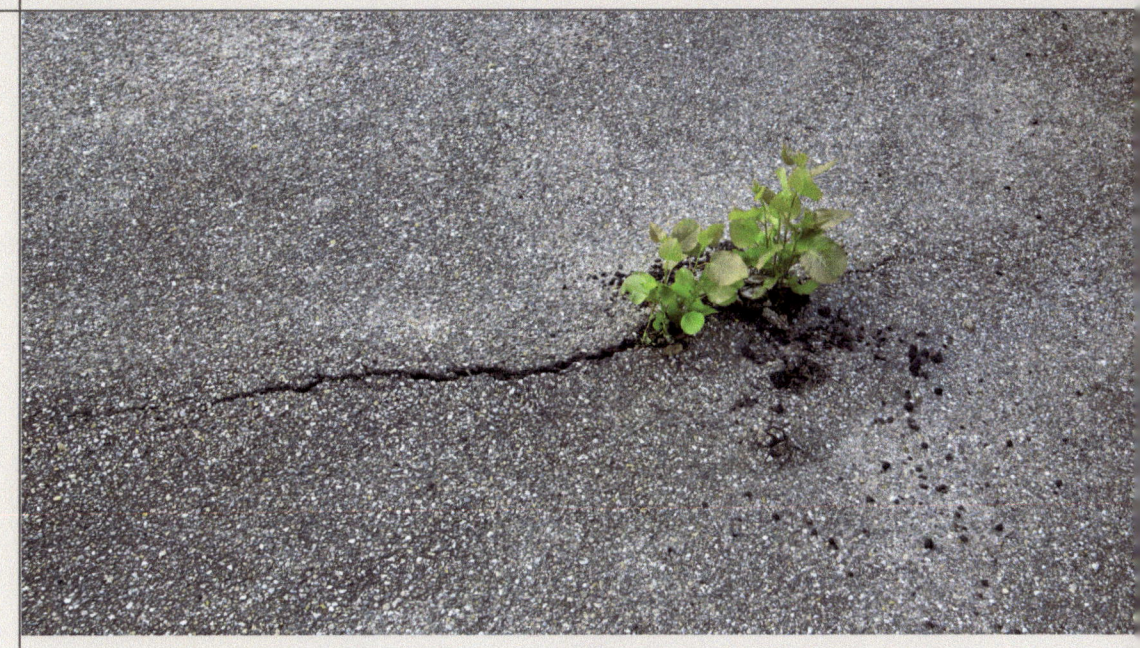

TRÄUME GROSS
SIEH WUNDER

Gehst du durch die Natur und siehst Wunder?
Die zarte Pflanze, die sich durch den Beton
gekämpft hat? Die ersten Knospen an den
kahlen Bäumen? Die Blüte, die sich zaghaft
öffnet?

Alles ist wundervoll, wenn wir unsere
Perspektive etwas verändern...

WUNDER

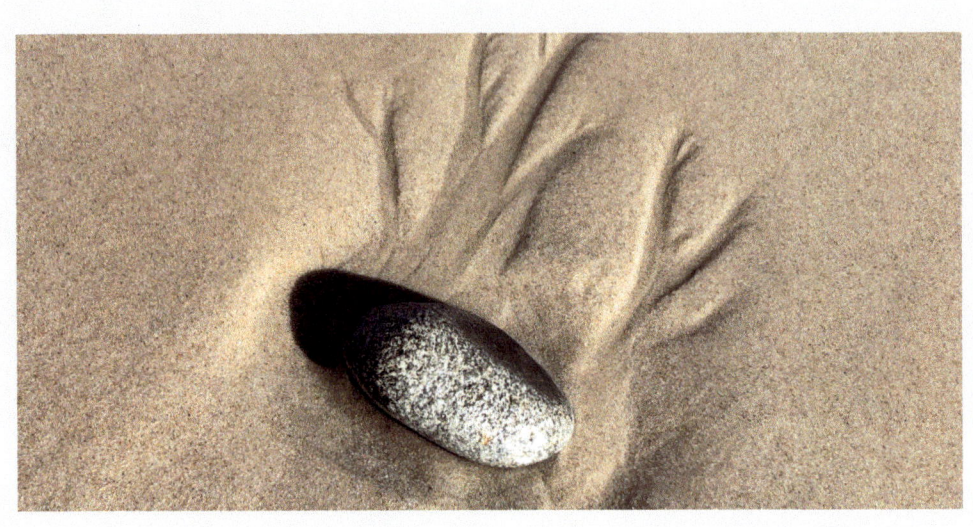

Es gibt nur zwei Arten zu leben.
Entweder so als wäre nichts ein
Wunder oder so als wäre alles
ein Wunder.

Albert Einstein

meine Wunder

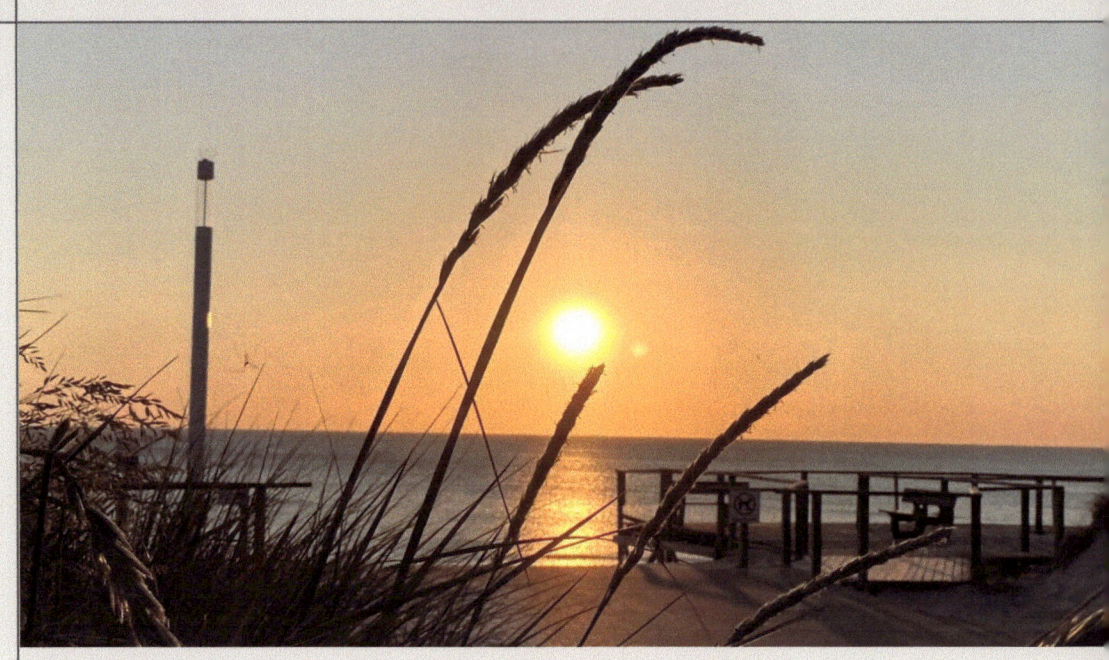

EINFACH MACHEN
EINFACH MACHEN

Einfach machen im Sinne von "leicht nehmen" oder einfach machen im Sinne von "jetzt tun"... hilfreich kann beides sein... in bestimmten Situationen nimm die Welt einfach leicht ... nimm dich selbst leicht...

In anderen Situationen komme ins Handeln. Lass den Perfektionismus links liegen und fang einfach an!

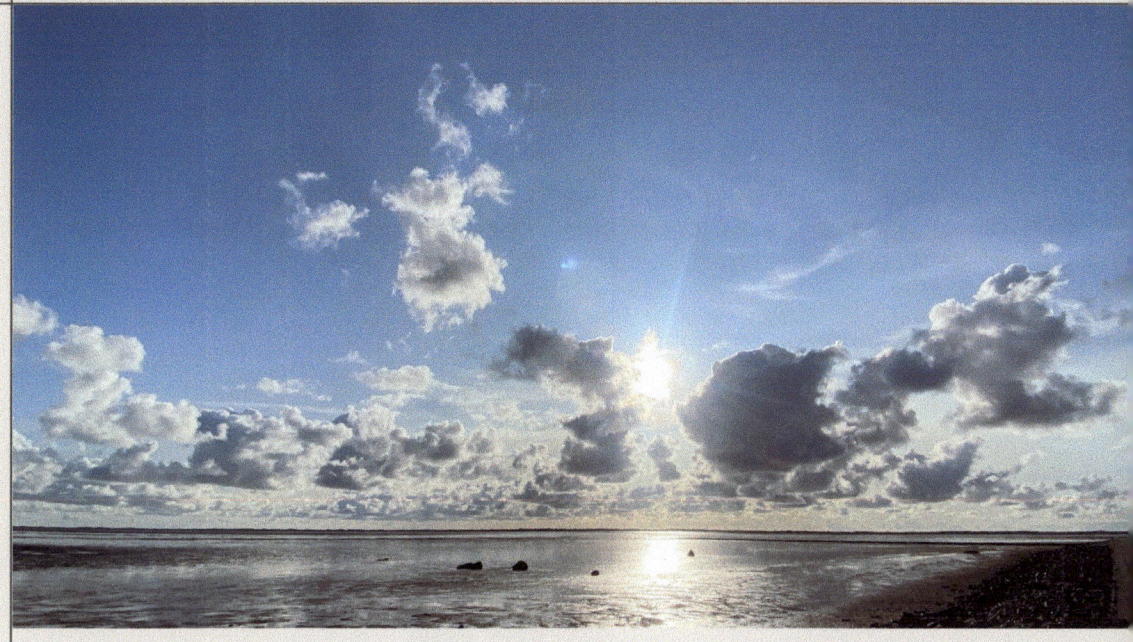

ICH VERTRAUE MIR

Vertraust du dir? Wenn du dir nicht vertraust, wer soll es sonst tun?

Schau auf die Dinge, die du bereits wunderbar gemeistert hast in deinem Leben. Was hat dir bei Herausforderungen geholfen? Vertraue darauf, dass du wieder eine Lösung findest und zu mehr fähig bist als du vielleicht momentan glaubst. Trainiere, auf dein Bauchgefühl zu hören. Vertraue darauf.
Es ist so viel weiser als unser Verstand.

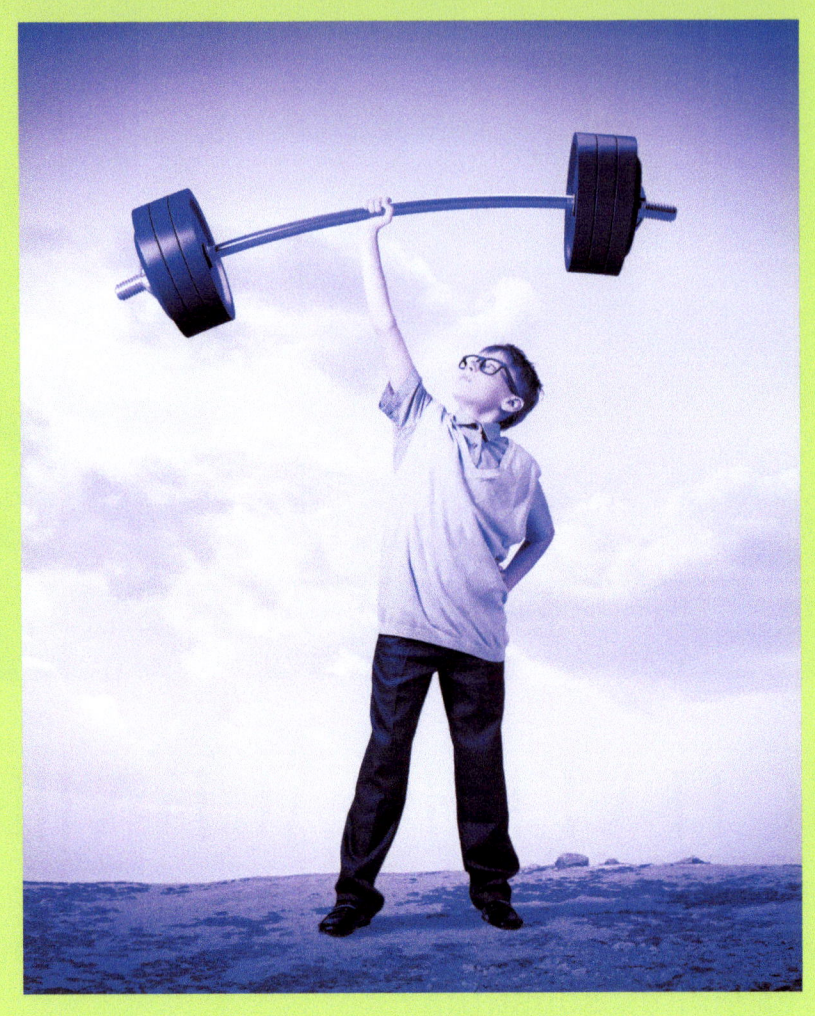

EGAL OB DU **GLAUBST**,
DASS DU ETWAS KANNST
ODER ES NICHT KANNST,
DU HAST RECHT.

Henry Ford

Herausforderungen, die ich gemeistert habe

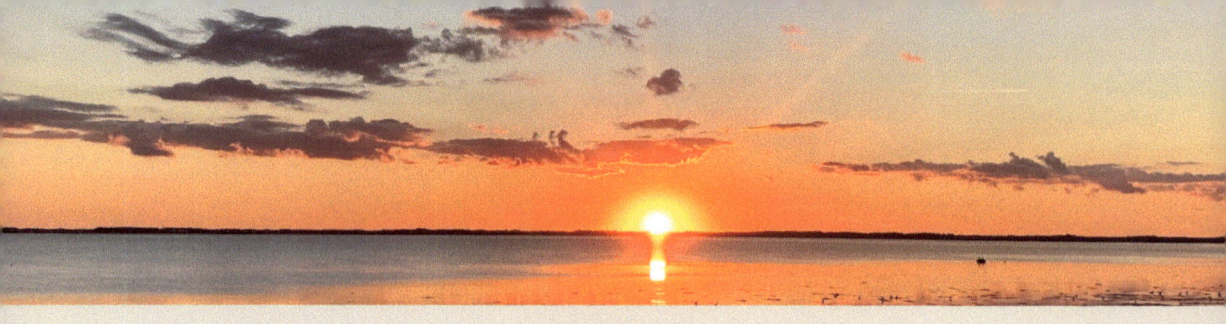

Sylt mit allen Sinnen

SINN 1

Was riechst du?

- atme tief durch die Nase ein
- halte kurz die Luft an
- atme langsam durch den Mund aus

Wiederhole das gerne 3 Mal. Tiefes Atmen kann beruhigen.

SINN 2

Was hörst du?

- setze dich hin
- schließe die Augen
- höre bewusst auf Wellen, Wind und Tiere

Bleibe einen Moment sitzen und versuche ganz still zu werden.

SINN 3

Was siehst du?

- schließe die Augen
- öffne die Augen
- schau dich um, als ob du zum ersten Mal sehen kannst

Wiederhole das ab und an, versuche ganz aufmerksam zu werden.

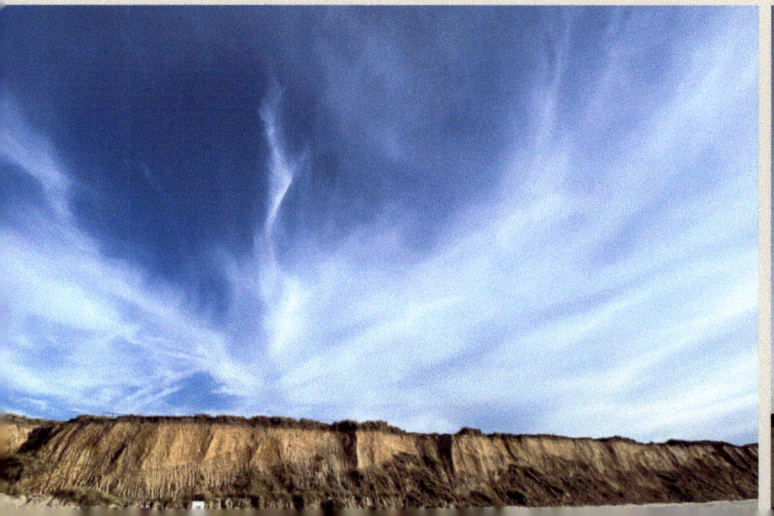

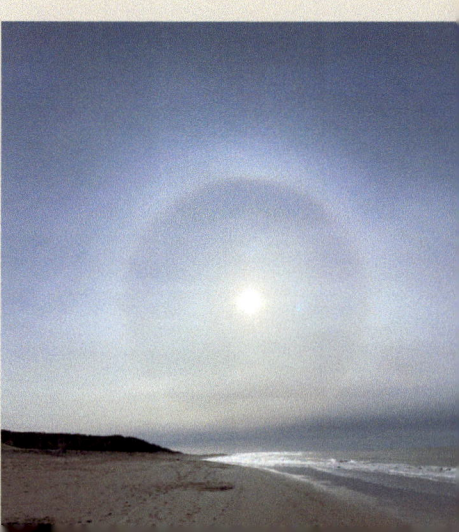

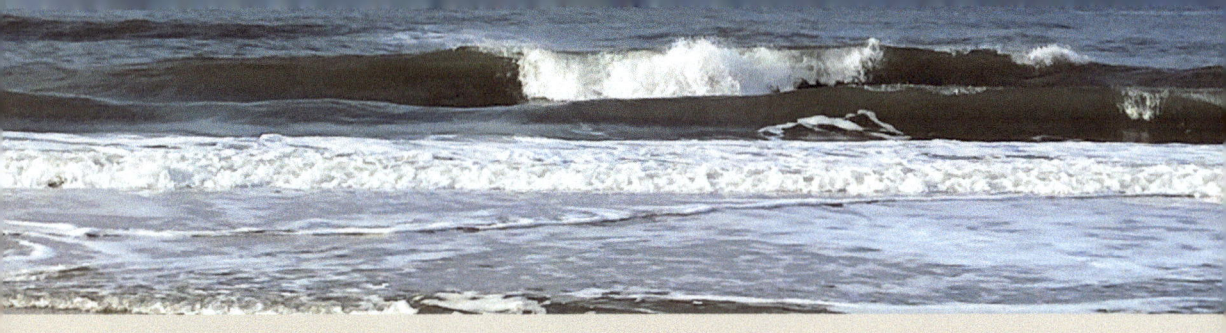

Sylt mit allen Sinnen

SINN 4

Was schmeckst du?

- konzentriere dich nur auf das Essen
- versuche, Details herauszuschmecken
- probiere mal etwas anderes

Wie schön ist es, schmecken zu können!

SINN 5

Was spürst du?

- schließe deine Augen und atme tief durch
- zeichne mit den Fingern dein Gesicht nach
- Was spüren die Finger? Was spürt dein Gesicht?

…klopf dir doch selber mal auf die Schulter…

SINN 6

Was fühlst du?

- fühle in dich hinein - lass dir Zeit dabei
- nimm wahr, wie es dir wirklich geht
- Was ist dein erster Impuls?

Was sagt dir dein Gefühl? Was ist dir wichtig?

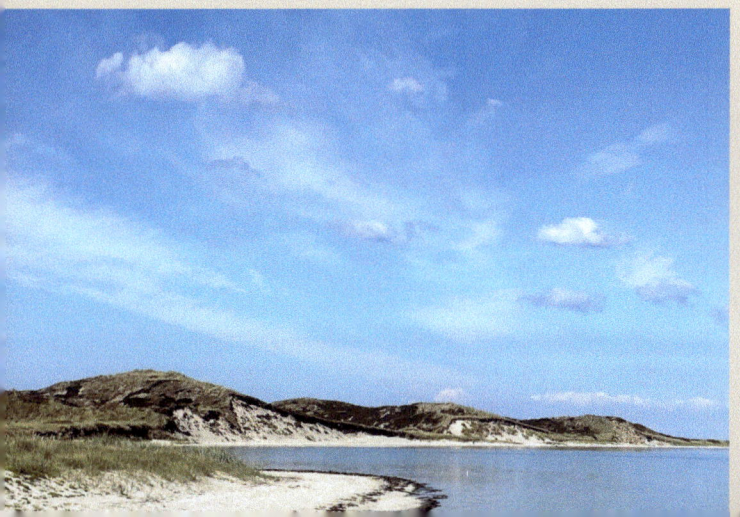

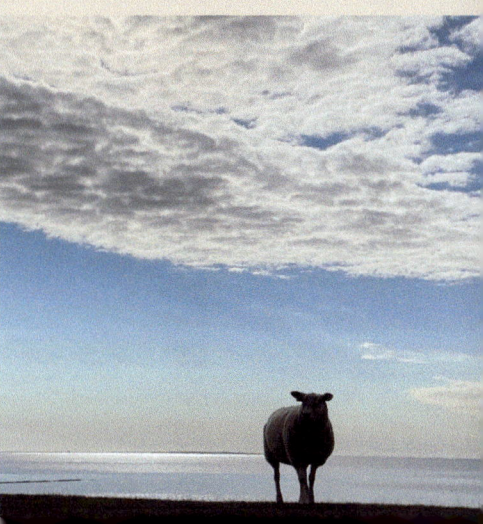

Glück ist...

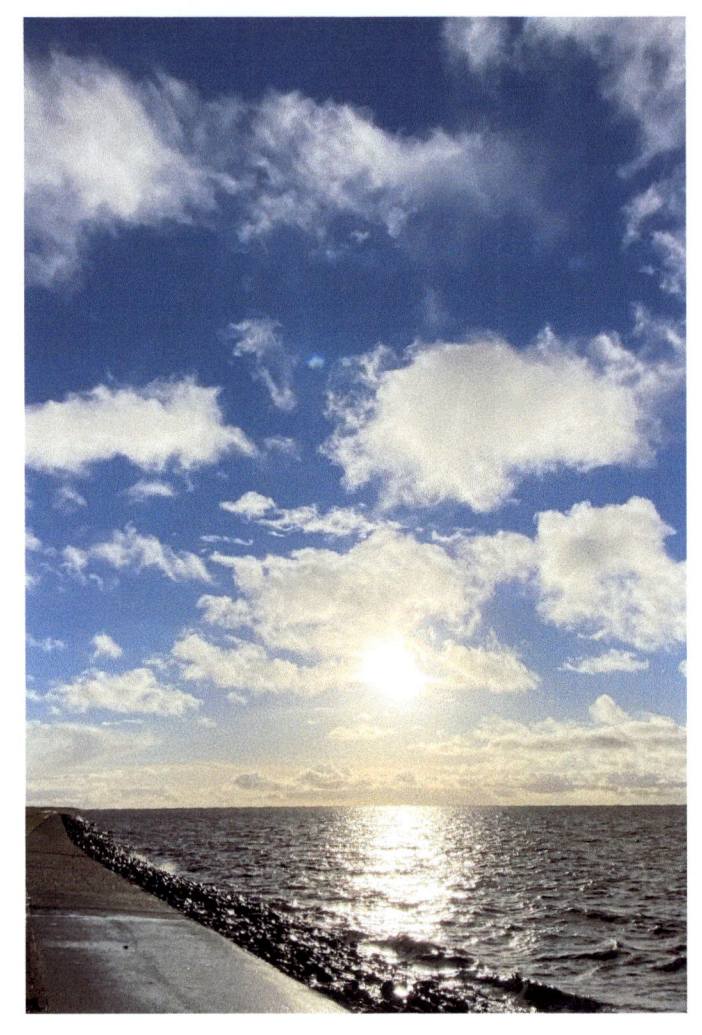

...jede kleine Freude zu erkennen

...mit Menschen Zeit zu verbringen,
die dir Kraft und Energie geben

...Sonne auf der Haut zu spüren

Was ist dein Glücksmoment?

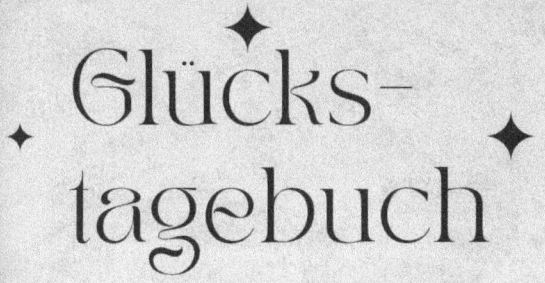

Glücks-
tagebuch

Schreibe hier deine
Glücksmomente auf
und frage deine
Freunde, was für sie
Glück bedeutet...

VERSCHENKE FREUDE

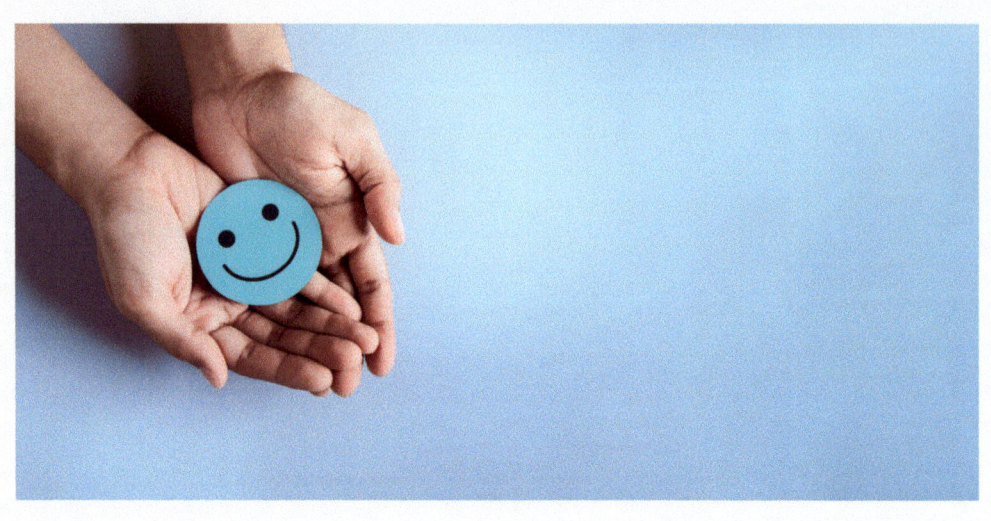

Hast du schonmal gedacht "was für eine tolle Ausstrahlung", "was für eine coole Jacke" oder "das Lächeln ist bezaubernd"...

Hast du deine Gedanken ausgesprochen und der Person das gesagt?

Falls nein, tu es einfach. Spreche Komplimente aus – egal ob Freund, Fremder oder du selbst.

Ich wette, du zauberst dieser Person –und dir– ein Lächeln ins Gesicht.

VERSCHENKE GLÜCK

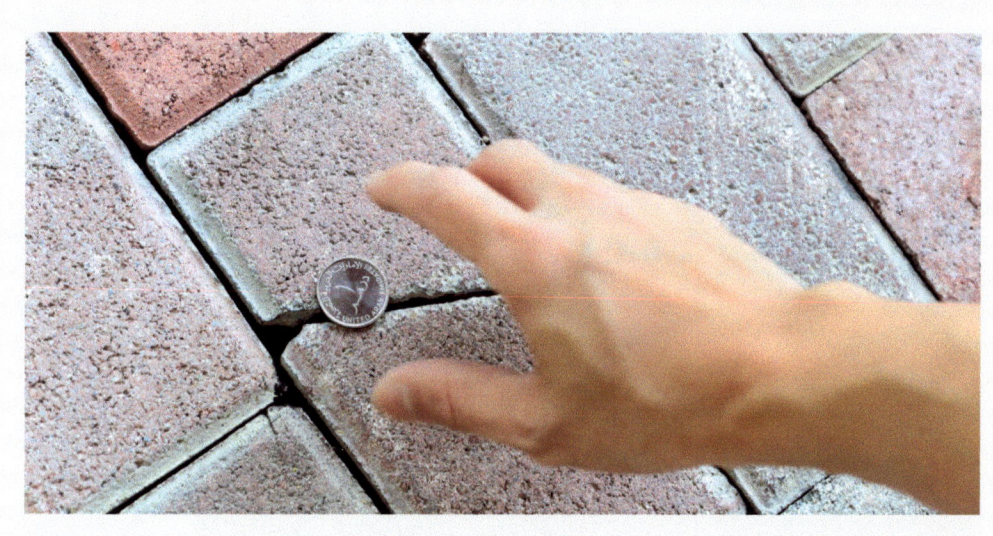

Wirf eine Münze auf die Straße, setze dich in die Nähe und schau zu, wie jemand diese Münze findet und sich freut.

Für diese Person ist es ein Glückstag!

Wie fühlst du dich dabei?

Glück verdoppelt sich,
wenn man es teilt...

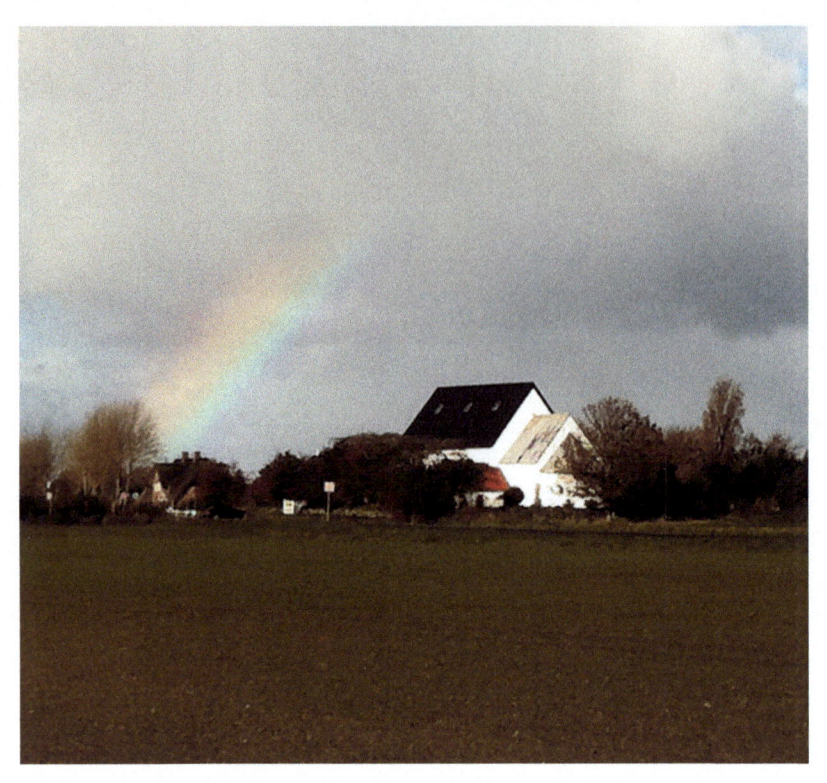

ALBERT SCHWEITZER sagte einmal:

"GLÜCK ist das einzige, was sich verdoppelt, wenn man es teilt…"

Was für eine tolle Aussage, die es einfach auf den Punkt bringt. Sprechen wir doch über glückliche Momente, erfüllende Augenblicke und kreieren damit noch mehr.

Wie schön ist es, Glück zu teilen!

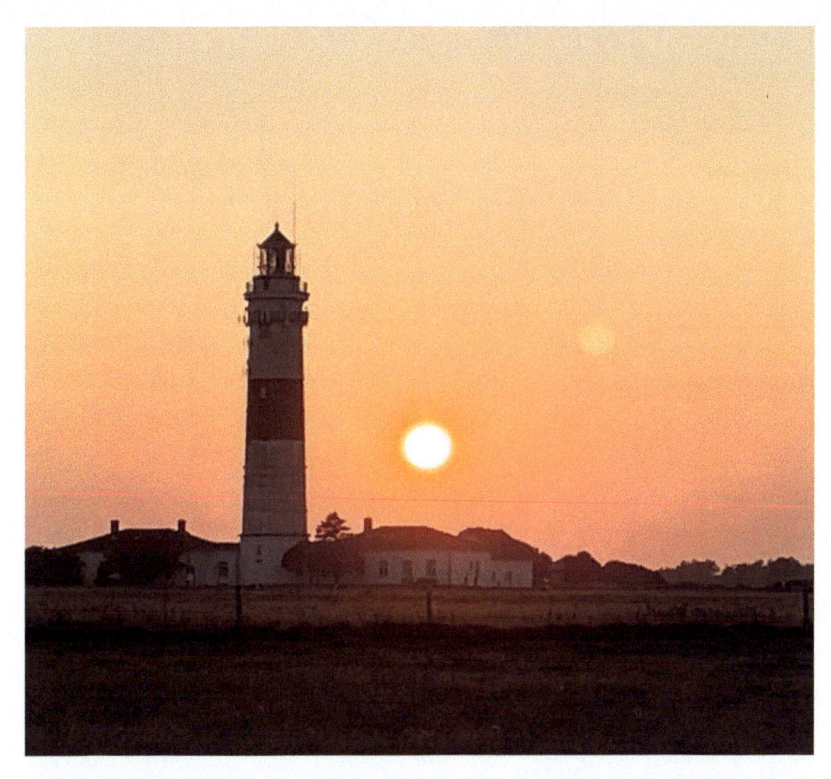

Stell dir vor, du bist ein eigener Funkmast, du hast eine eigene Frequenz und auf dieser Frequenz sendest du. Welches Programm willst du spielen? Was willst du senden?

Sei ein Leuchtturm

Übertrage diesen Gedanken auf dein Leben und sende und empfange nur auf der Frequenz, die dir gut tut. Strahle Licht aus wie ein Leuchtturm und bleibe dabei deinen eigenen Wünschen und Bedürfnissen treu.

Ein Leuchtturm zeigt einem den Weg, er leuchtet durch den Nebel und ist immer da. Deine Intuition kann das auch... lass es zu... spüre hinein...

ZAUBERE DIR EIN LÄCHELN INS GESICHT

FREUDE SELBST KREIEREN

Atme dreimal tief ein und aus und komme einen Moment zur Ruhe.

Denke an einen geliebten Menschen, an dein Haustier oder an eine Situation, die dir besonders schön in Erinnerung geblieben ist...

Halte diesen Gedanken für circa 60 Sekunden bis du spürst, dass die Erinnerung dir ein Lächeln ins Gesicht zaubert und dein Herz ganz warm vor Freude wird.

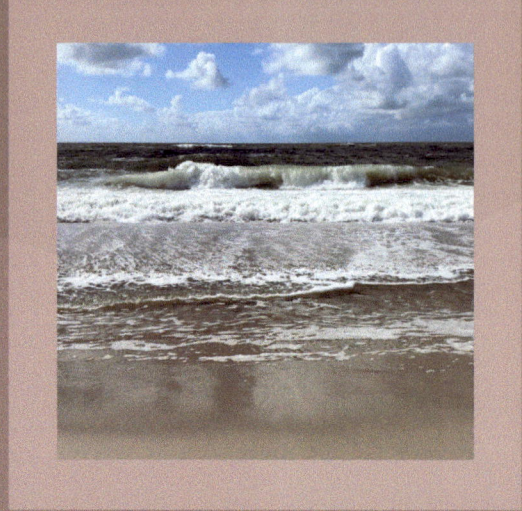

VERANKERE DIESE FREUDE

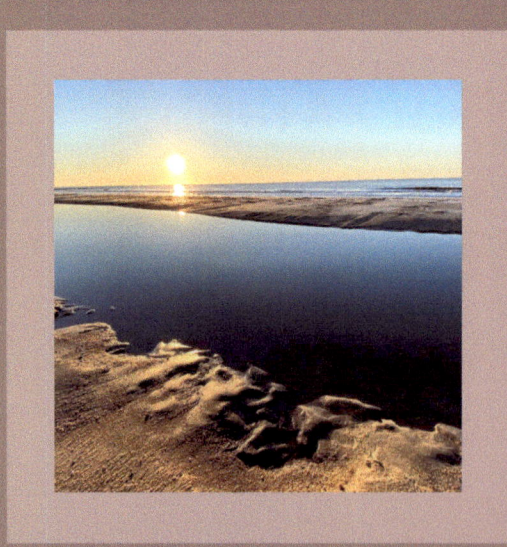

Wenn du diese Freude fühlst, dein Herz dabei aufgeht, dann drücke Zeigefinger und Daumen fest zusammen und halte das eine Weile.

Jetzt erinnerst du dich an diesen glücklichen Moment sobald du wieder Zeigefinger und Daumen zusammendrückst. Versuchs mal.

Ich fange sofort an zu lächeln. Du auch?

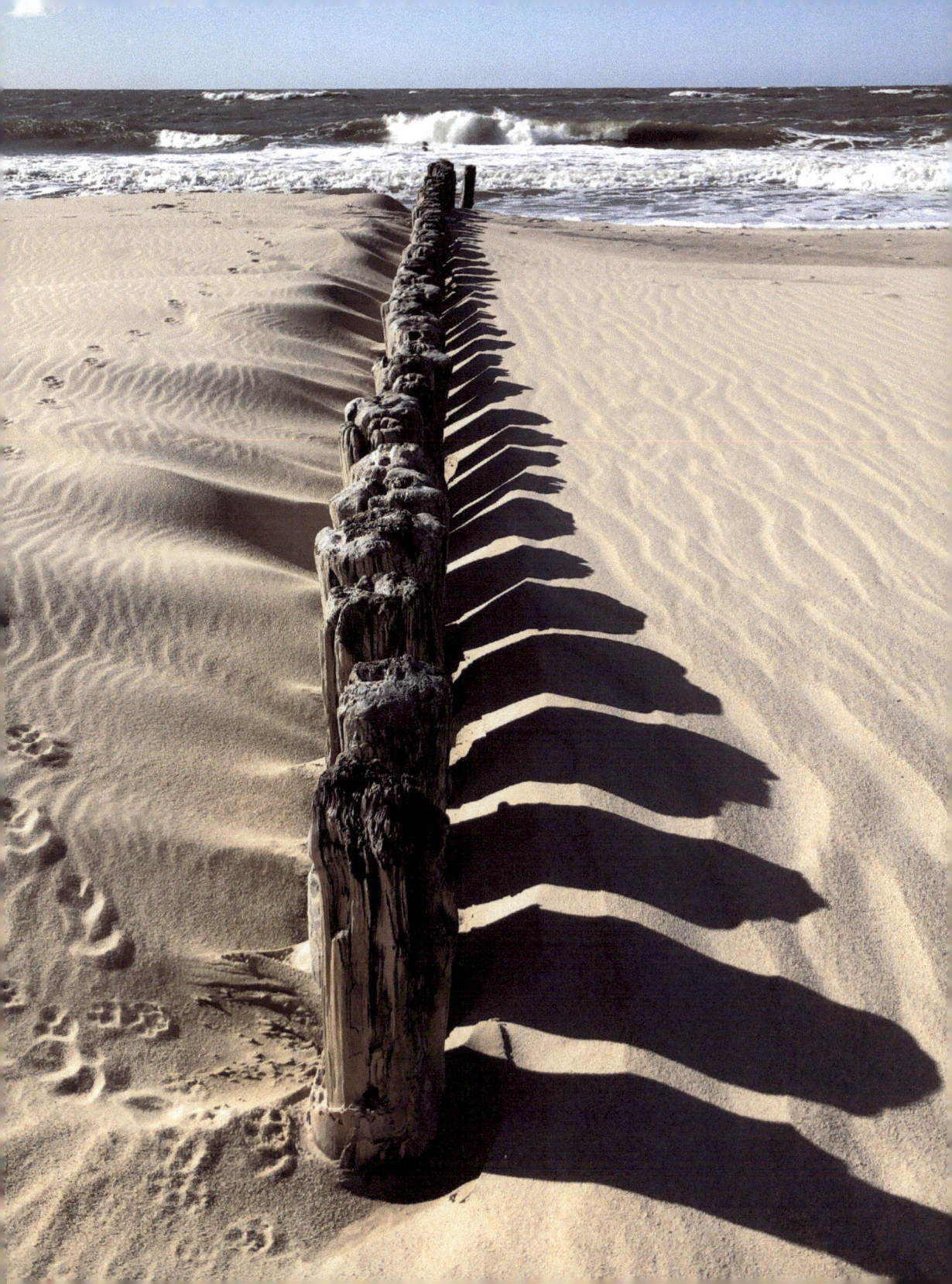

GLÜCK IST ... VIELES...

WAS IST FÜR DICH GLÜCK?

Diese Frage habe ich gestellt und bei einem Freund war die spontane Antwort: „für mich ist Glück, endlich die richtige Partnerin gefunden zu haben."

Es gibt verschieden Gründe in einer Partnerschaft zu bleiben. Doch den Mut aufzubringen, eine unglückliche Beziehung zu verlassen und eigene Wege zu gehen, ist der erste Schritt in eine möglicherweise glückliche Beziehung. Das Leben ist kurz.

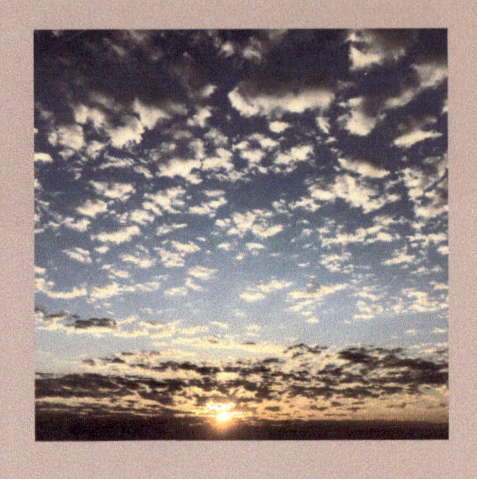

GLÜCK IN EINEM SELBST

Bei allem Glück mit anderen.... Vergessen wir doch nie das Glück in uns selbst.

Was können wir selber tun, um uns glücklich zu machen? Behalten wir ein Stück Glück selber in der Hand und beschenken uns damit…

Wenn wir glücklich sind überträgt sich das auf andere.

Was macht dich eigentlich glücklich?

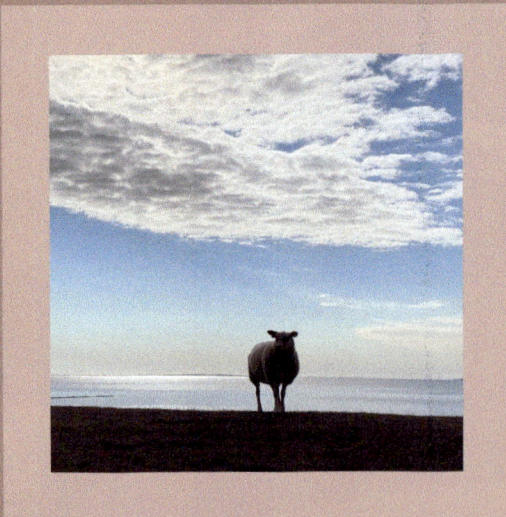

GIBT ZUSAMMENSEIN MIT ANDEREN SINN?

WAS IST DIR WICHTIG?

Diese Frage habe ich gestellt und diverse Antworten bekommen. Für den einen ist der wahre Sinn des Lebens, Zeit mit anderen, in Geselligkeit zu verbringen. Sich auszutauschen, voneinander zu lernen, füreinander da zu sein. Zeit miteinander zu verbringen und etwas zusammen zu erleben. Für andere ist es auch wunderbar, einfach mit sich selbst zu sein, sich selber Aufmerksamkeit zu schenken.

Was ist es für dich?

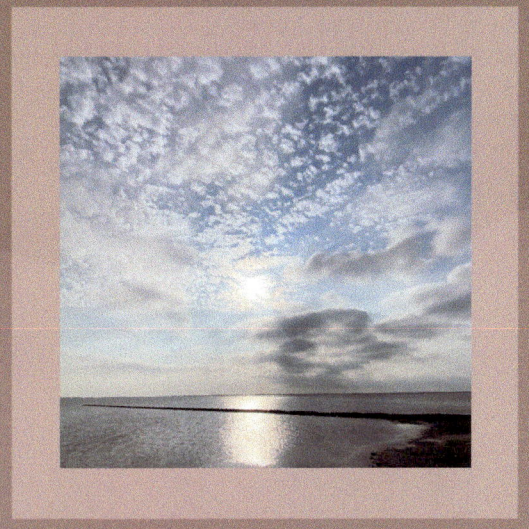

GEMEINSAMKEIT

Gerade in unserer heutigen Welt, in der vermeintlich jeder Einzelkämpfer zu sein scheint, kann gemeinsame Zeit das sein, was unser Herz beschenkt.

Schau doch mal in dein Herz, was ist dir wichtig?

Welchen Menschen in deiner Nähe möchtest du mehr Zeit und Aufmerksamkeit schenken?

Schenken macht glücklich.

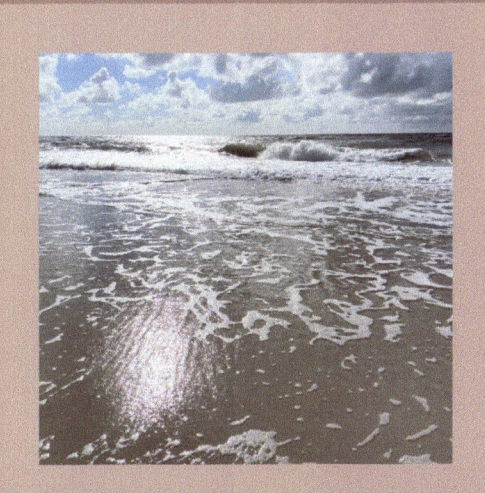

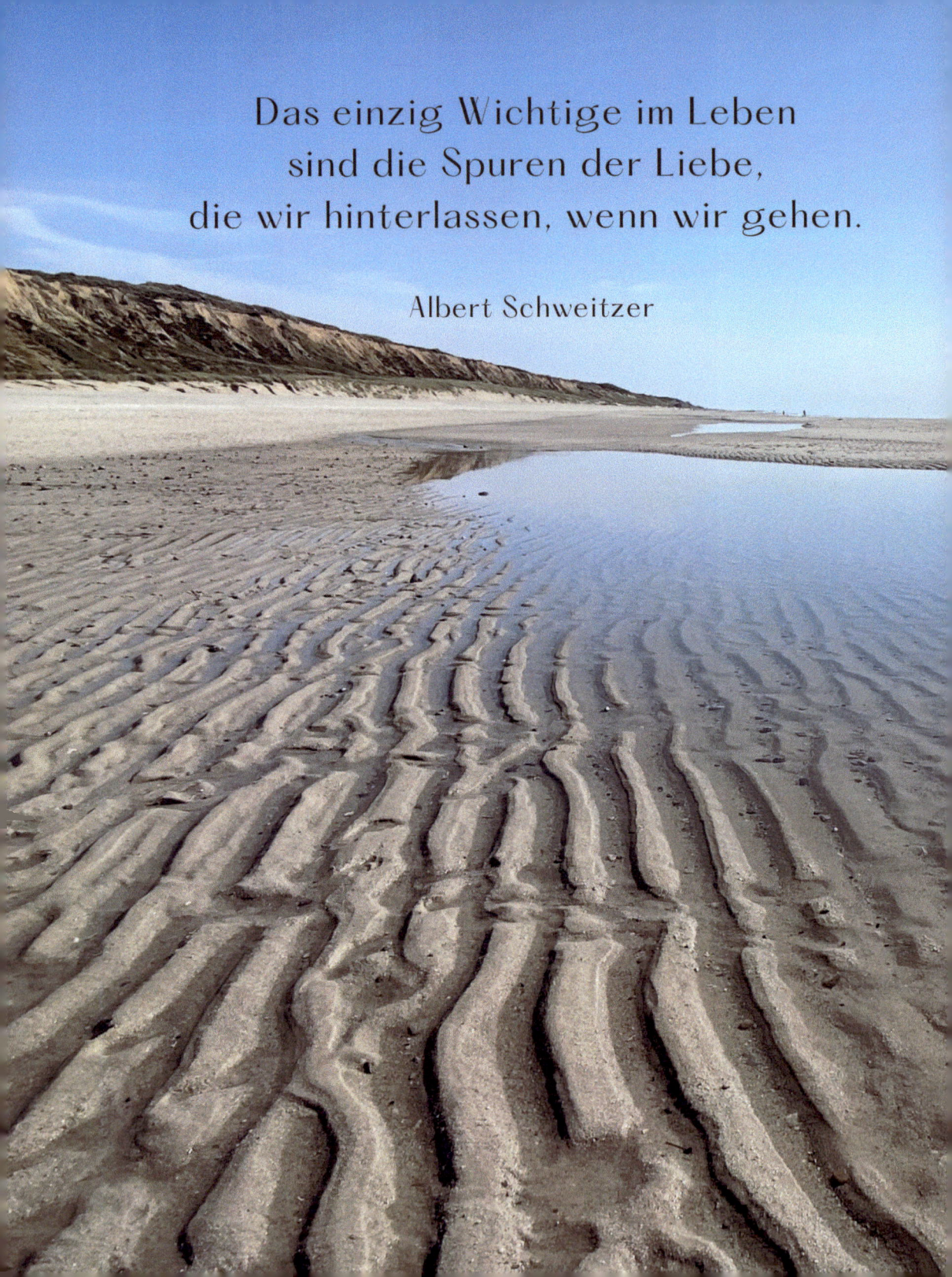

Das einzig Wichtige im Leben
sind die Spuren der Liebe,
die wir hinterlassen, wenn wir gehen.

Albert Schweitzer

Wann habe ich auf meinen Bauch gehört?

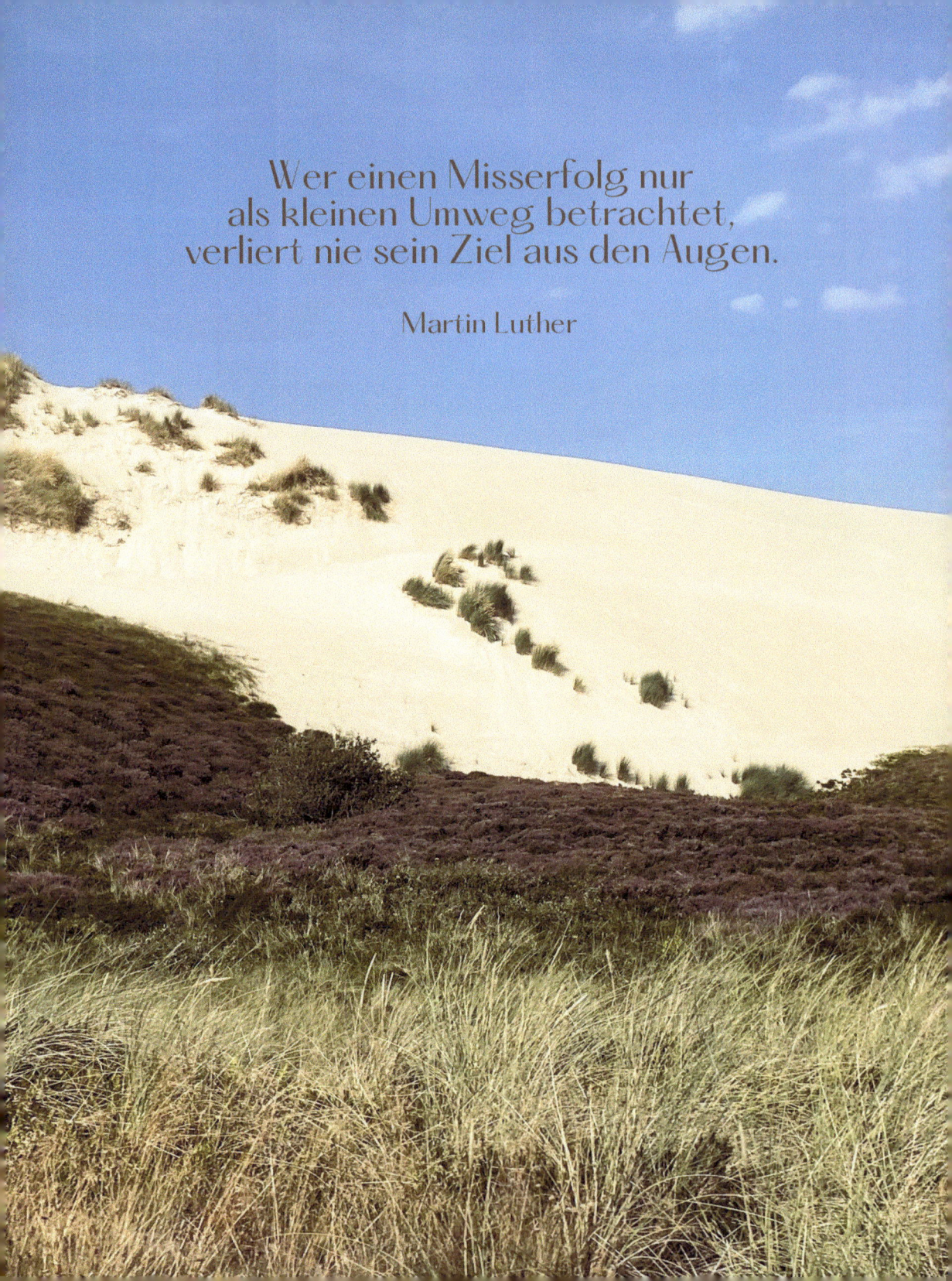

Wer einen Misserfolg nur
als kleinen Umweg betrachtet,
verliert nie sein Ziel aus den Augen.

Martin Luther

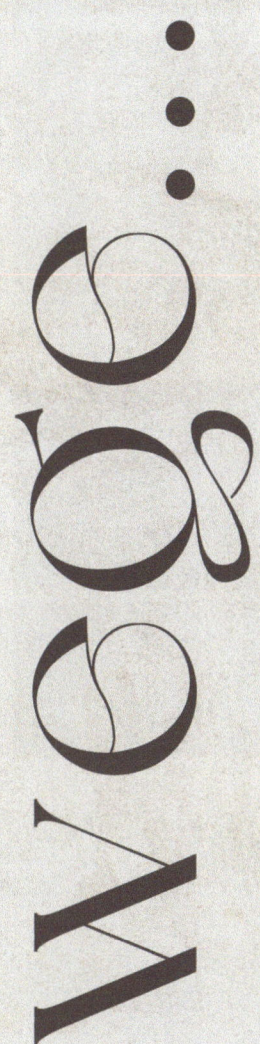

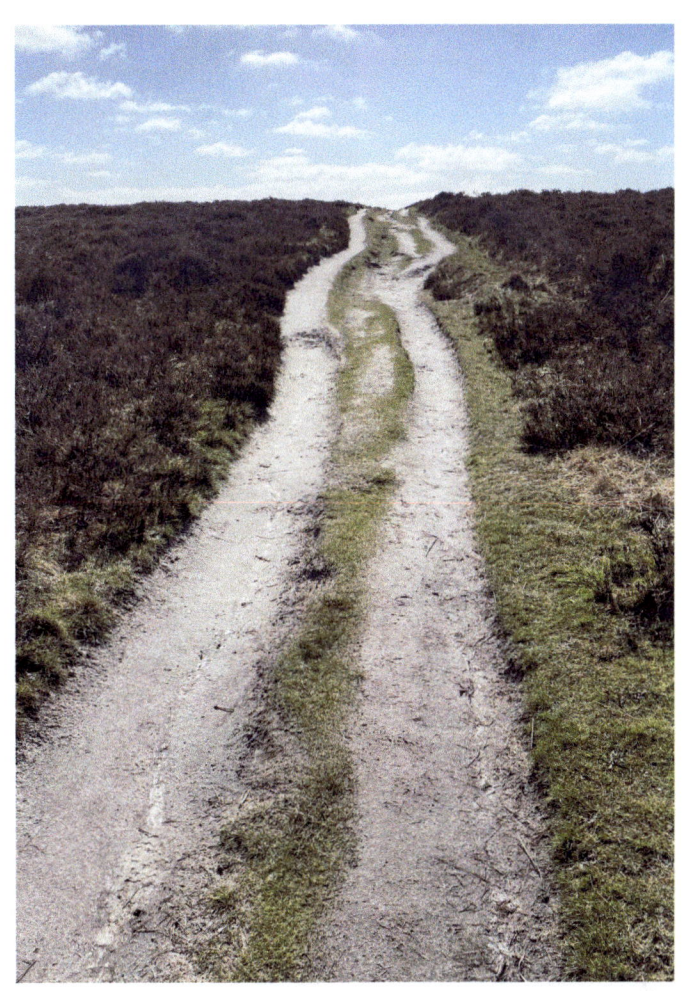

...müssen erst gegangen werden. Oft wissen wir nicht, was hinter dem nächsten Berg ist und haben vielleicht Angst, diesen Weg zu gehen.

Um die Schönheit dahinter zu sehen, dürfen wir darauf vertrauen, dass es für uns der richtige sein wird. Auch wenn es manchmal holprig zu sein scheint...

Trau dich...

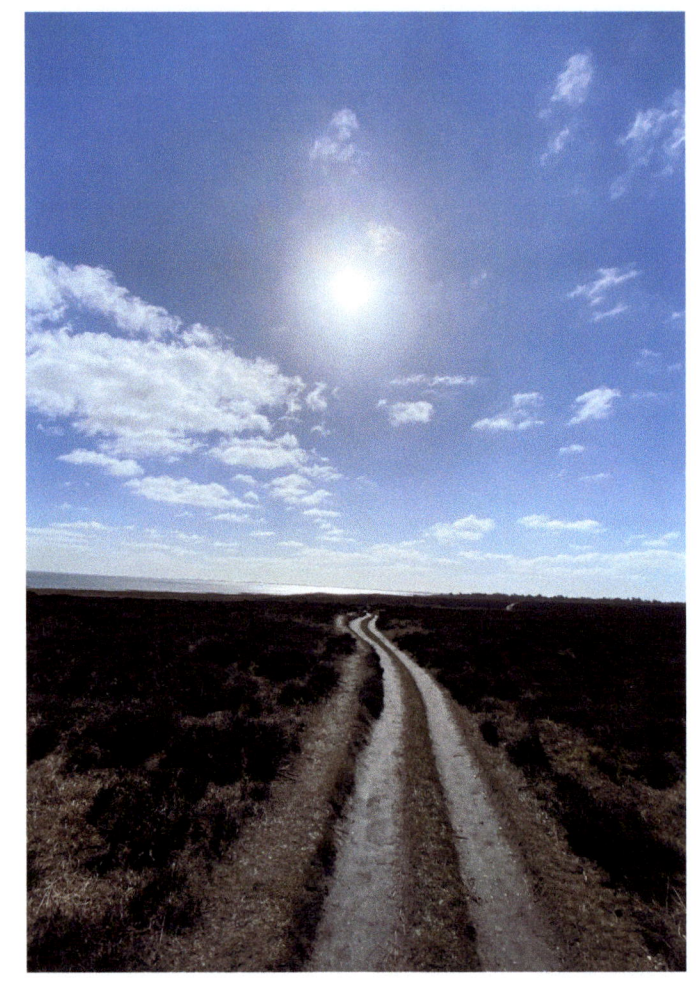

...deinen eigenen Weg zu gehen. Auch wenn du stolperst oder Steine im Weg liegen sollten, es ist dein ganz persönlicher Weg.

... aus Steinen kannst du etwas schönes bauen.

... und frage nach dem Weg, wenn du nicht weiter weißt. Du bist nicht allein.

... dein Weg kann sooo schön sein.

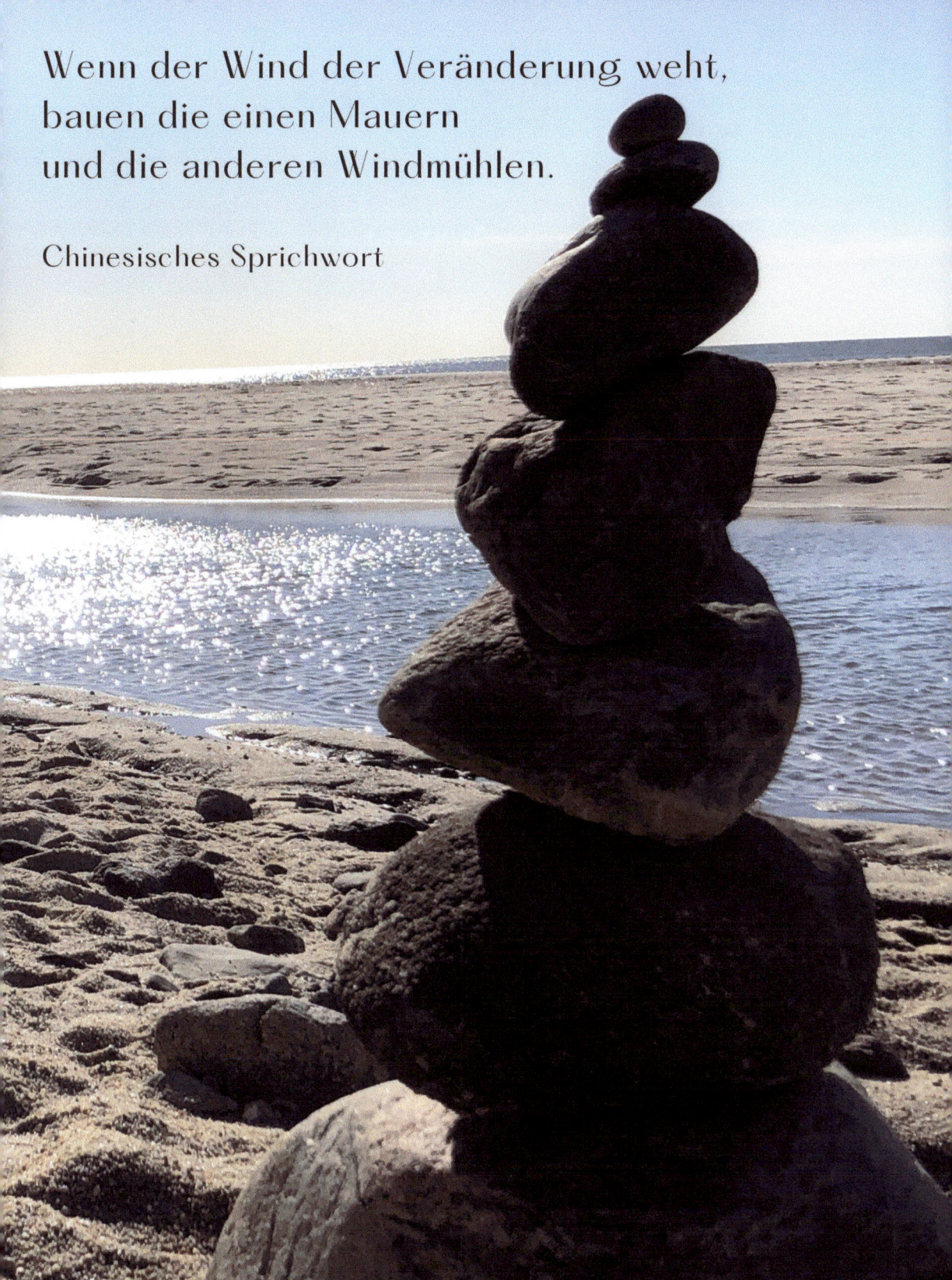

Wenn der Wind der Veränderung weht,
bauen die einen Mauern
und die anderen Windmühlen.

Chinesisches Sprichwort

Barfuß ...

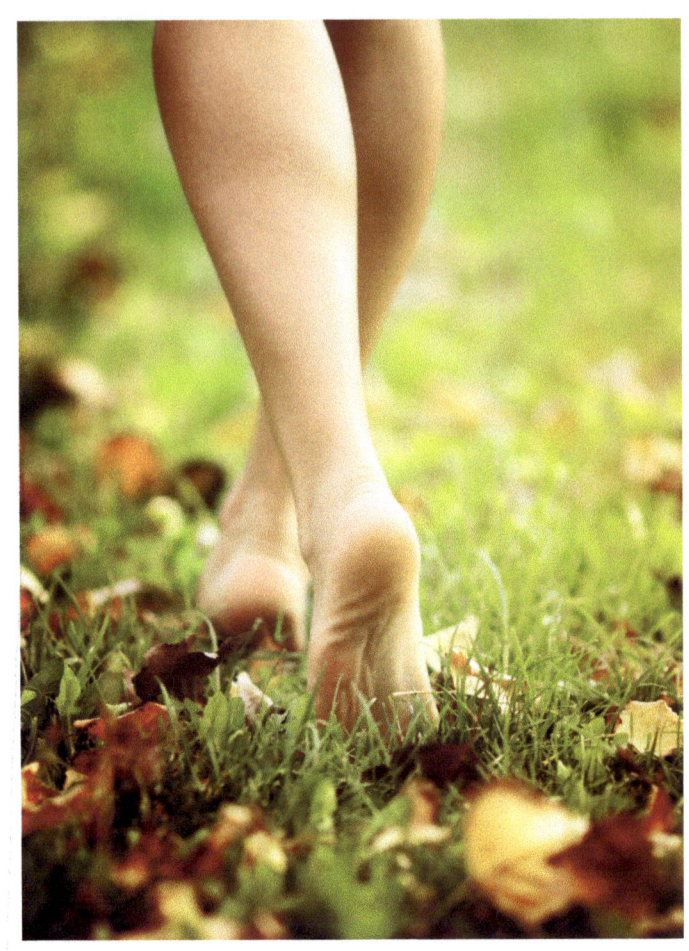

Wann hast du das letzte Mal einfach die Schuhe ausgezogen und bist barfuß gelaufen?

Im Urlaub? Als Kind?

Es heißt, dass Barfußlaufen zum Wohlbefinden beitragen kann. Also - zieh die Schuhe aus, spüre den Boden unter deinen Füssen und erlebe den Moment.

Ist es nicht ein tolles Gefühl?

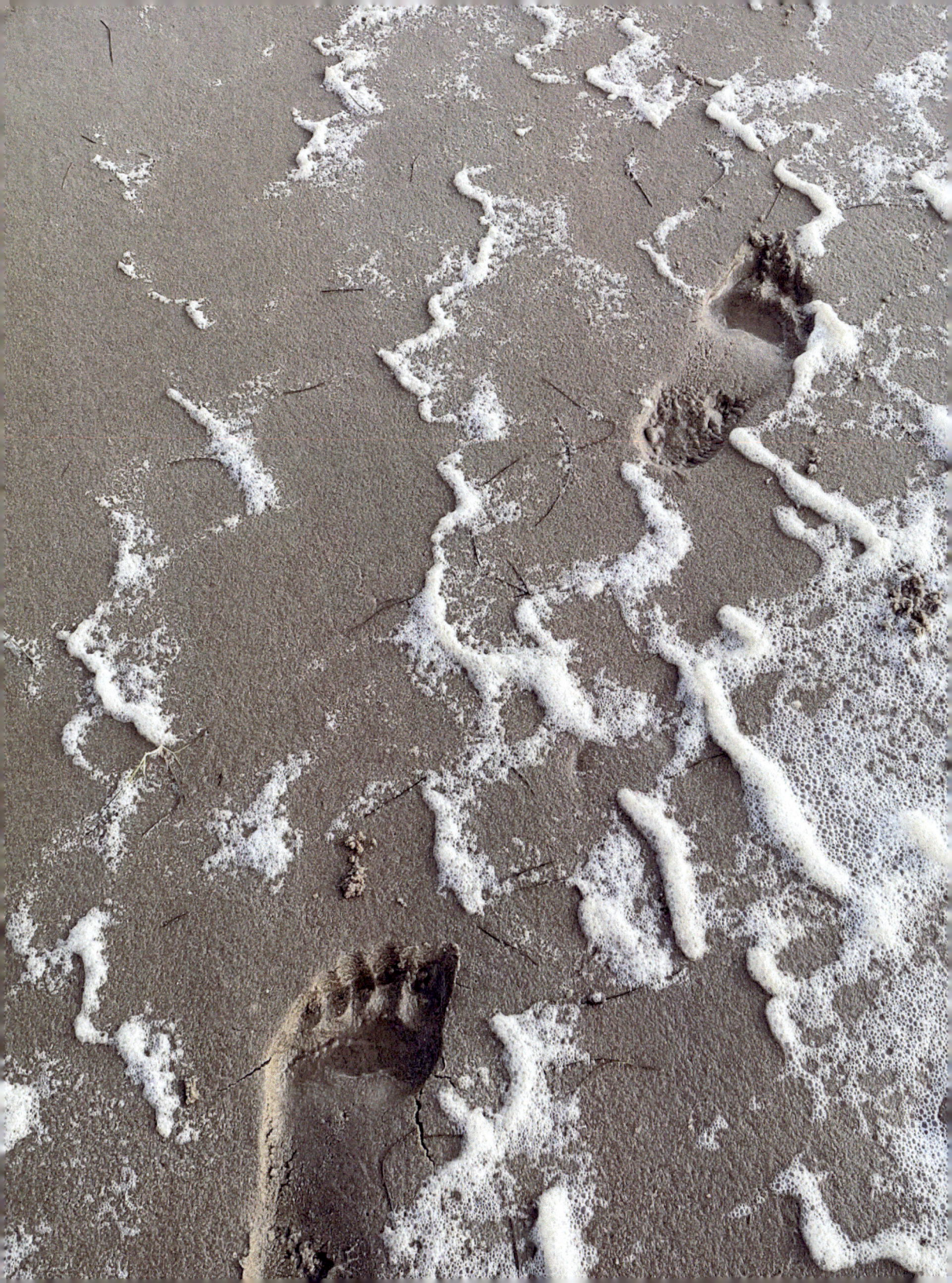

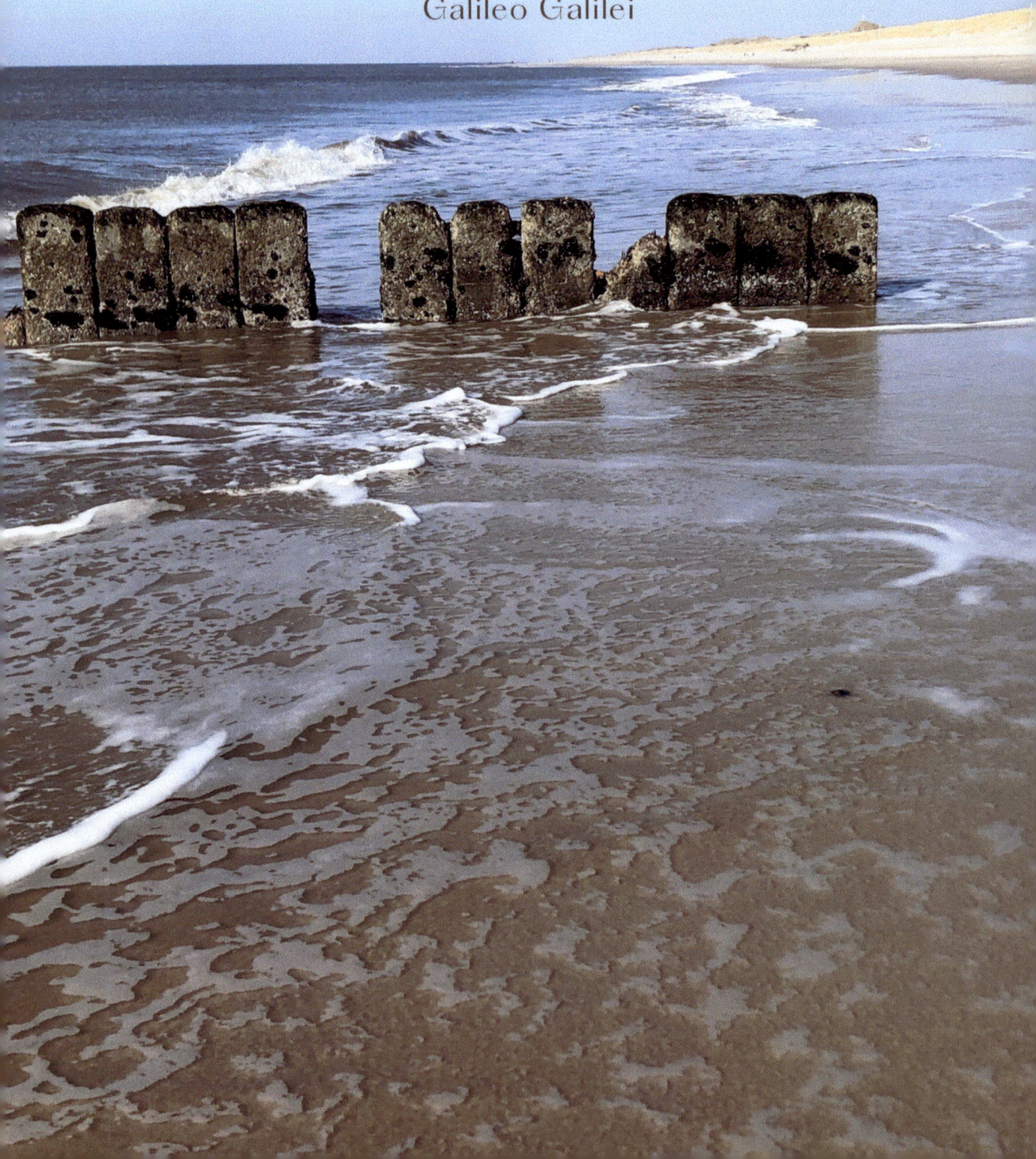

Man kann einen Menschen nichts lehren,
man kann ihm nur helfen,
es in sich selbst zu entdecken.

Galileo Galilei

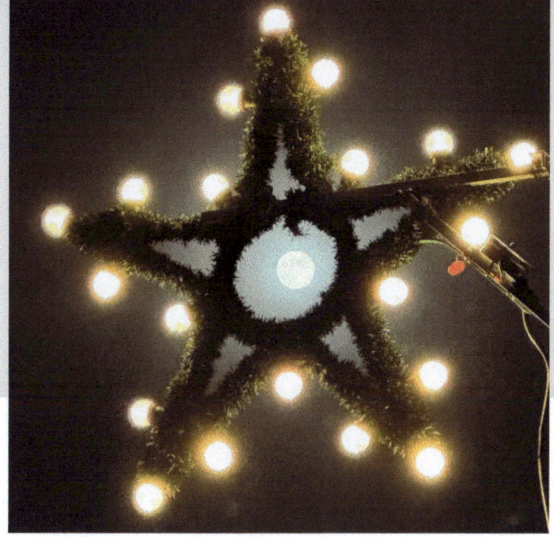

DANKBAR SEIN

A GAME CHANGER

| WORÜBER?

Für die vielen Dinge, die uns selbstverständlich erscheinen:

- ein Dach über den Kopf
- ein Lächeln im Gesicht
- die Sonne, die uns wärmt
- Nahrung auf dem Teller
- ... wofür bist du dankbar?

| FOKUS

Wo ist unser Fokus?

Richte deinen Fokus auf die Momente, die dir Freude bereiten und schaffe dir Lücken im Alltag - beim Einkaufen, im Stau ... Versuchs mal ...

| ÜBUNG

JEDEN TAG FÜR 3 DINGE DANKEN

- _____
- _____
- _____

| TIPP

Danke auch deinem Körper für die vielen Dinge, die er ganz alleine macht:

- unser Herz schlägt für uns
- unser Atem erfrischt uns
- unsere Füße tragen uns
- ... ist das nicht ein tägliches Wunder, für das es sich lohnt, dankbar zu sein?

HEUTE BIN ICH DANKBAR FÜR...

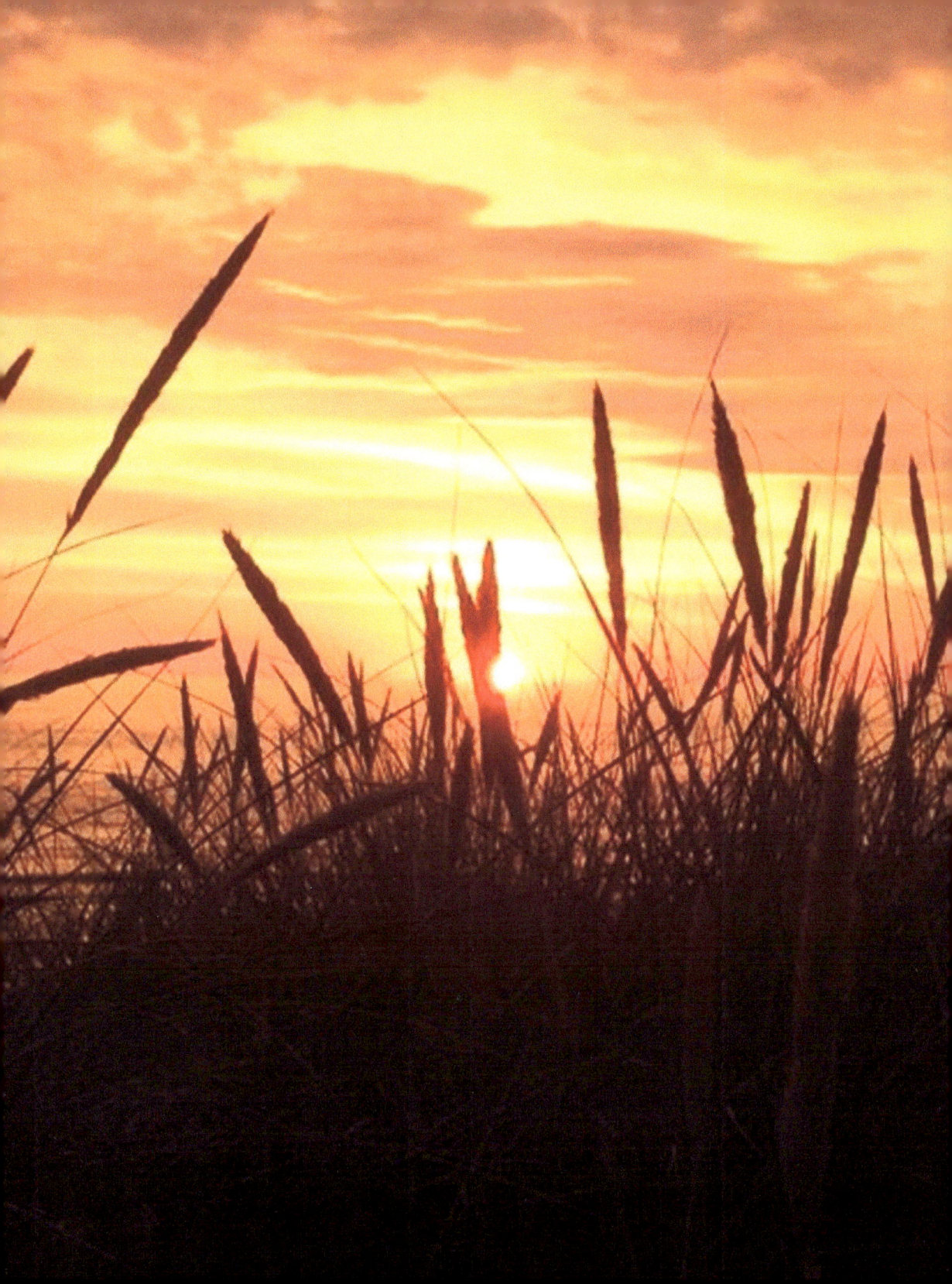

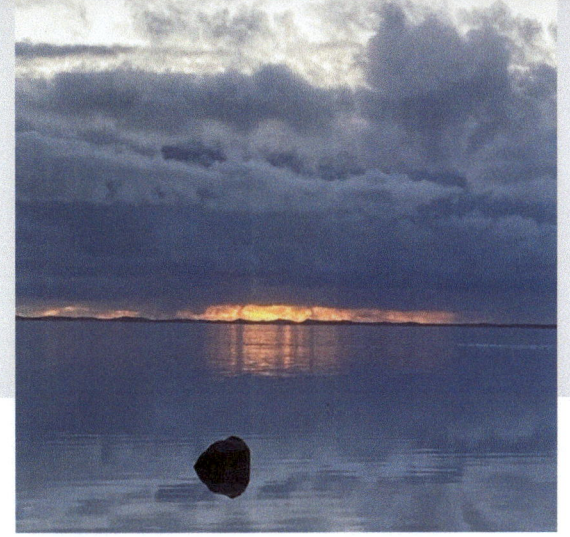

WAS ICH NOCH FRAGEN WOLLTE…

⏐ ERZÄHL DOCH MAL

Kennst du das? Nach einem Gespräch fallen mir so viele Dinge ein, die ich noch fragen wollte, aber die Situation ist vorbei… naja, beim nächsten Mal. Und dann vergesse ich es komplett …

⏐ FRAGEN SAMMELN

Sammle deine Fragen einfach. Mach ein kleines Spiel daraus.

Jedes mal, wenn dir eine gute Frage einfällt, schreib sie auf und stelle sie bei der richtigen Gelegenheit …

⏐ MEINE FRAGEN

- • _____
- • _____
- • _____

⏐ WAS WÄRE WENN

Ein schönes Spiel ist auch: was wäre wenn. Die Situation ändert sich normalerweise nicht spontan, aber es öffnen sich Möglichkeiten und Ideen werden geweckt …

Beobachte, was aus dir herauskommt, wenn du deiner Kreativität freien Lauf lässt …

Viel Freude dabei.

GESUNDHEIT

**REICHTUM IST VIEL. ZUFRIEDENHEIT IST MEHR.
GESUNDHEIT IST ALLES!**

ASIATISCHE WEISHEIT

Was ist eigentlich Gesundheit? Ist es die Abwesenheit von Krankheit?

Ist es vielleicht Kraft, Freude und Leichtigkeit?

Sind die Wehwehchen hier und da normal oder **glauben** wir nur, es gehört zum Älterwerden?

Was ist das Geheimnis von Menschen, die im hohen Alter fit und voller Energie sind? Wie heilen Menschen?

Es gibt soviel mehr. Hinterfrage alles. Eine Diagnose ist keine Prognose. Mache dich auf deine ganz persönliche Heilreise ...

VERGLEICHEN

FALLS DU GLAUBST, DASS DU ZU KLEIN BIST, UM ETWAS ZU BEWIRKEN, DANN VERSUCHE MAL ZU SCHLAFEN, WENN EINE MÜCKE IM RAUM IST.

DALAI LAMA

Jeder kann etwas bewirken. Worin liegt deine Superkraft?

Vergleiche dich nicht mit anderen, sondern schaue auf das, was du gut kannst.

Ein Schaf bleibt ein wundervolles Lebewesen, aber es wird niemals eine Giraffe. Es würde sich nie damit vergleichen.

Jeder Mensch ist gut so wie er ist. Mit Ecken und Kanten, Qualitäten und Fähigkeiten. Einzigartig und wunderbar. Konzentriere dich auf deine Stärken.

Du bist besonders. Dich gibt es nur ein Mal auf der Welt!

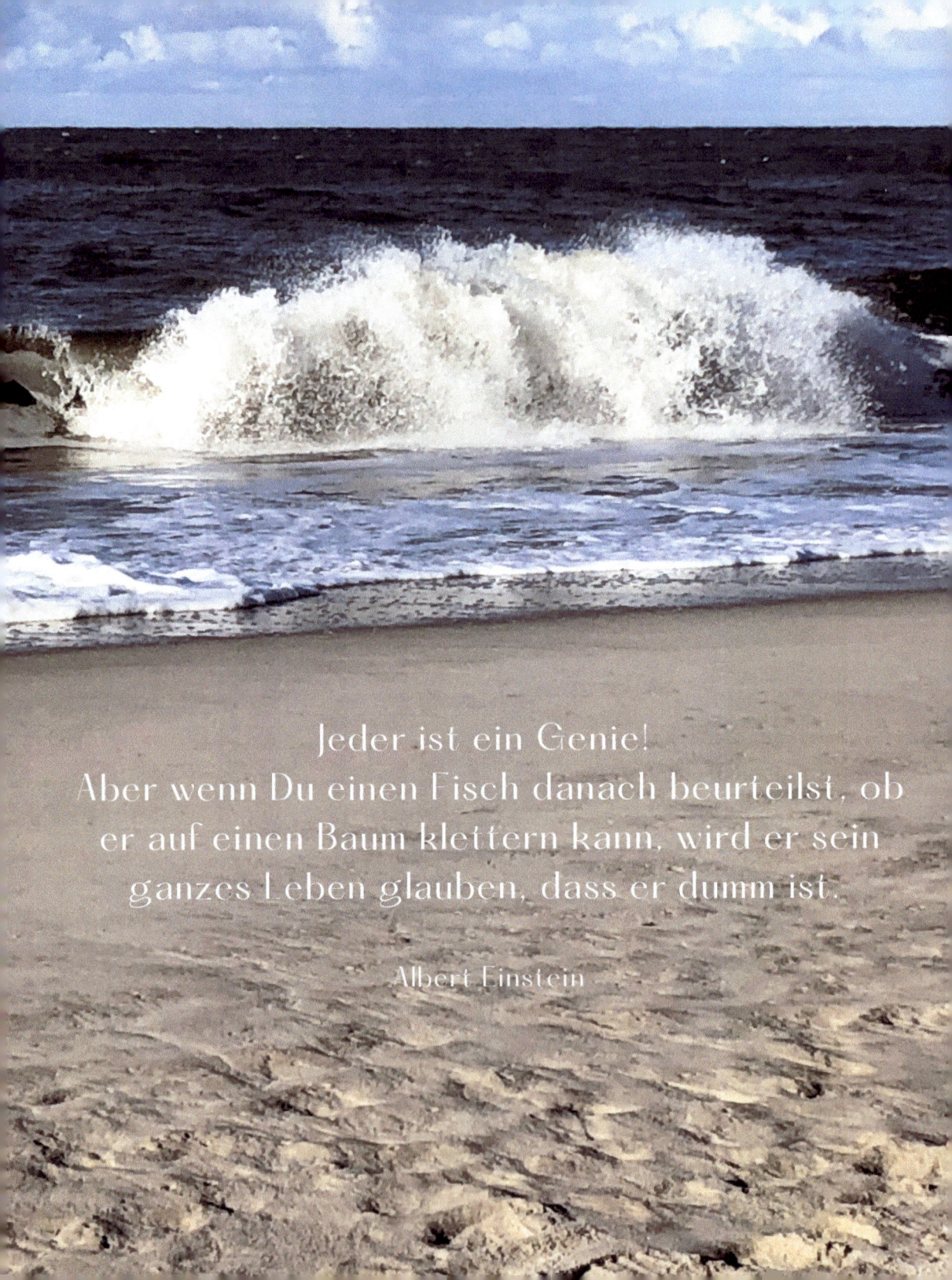

Jeder ist ein Genie!
Aber wenn Du einen Fisch danach beurteilst, ob
er auf einen Baum klettern kann, wird er sein
ganzes Leben glauben, dass er dumm ist.

Albert Einstein

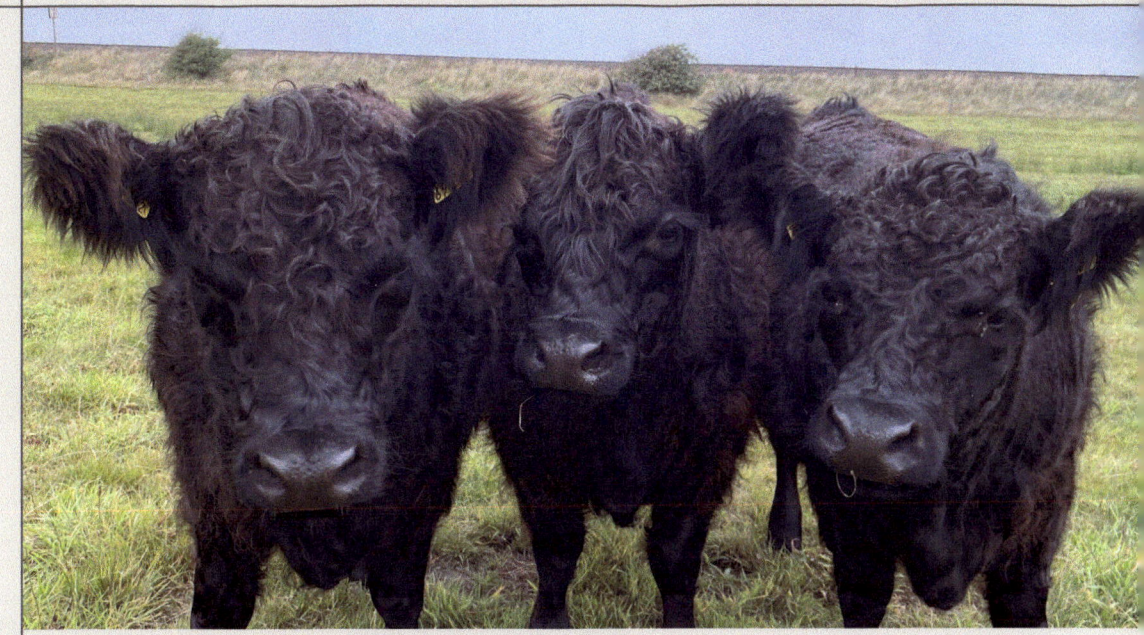

ICH KANN
ICH DARF
ICH WILL

Stell dir vor, du wärest Pipi und könntest alles, was du willst... nichts würde dir Angst machen.
Stell dir vor, niemand sagt: „Das darfst du aber nicht!" "Das geht nicht."
... was würdest du dann tun?
... tu es einfach... weil du es kannst!!!

AUSRUHEN

AUSRUHEN IST LIEBE, AUSRUHEN IST FRIEDEN.

Pausen im Leben.

Ich gönne mir eine Pause. Ich darf ruhen.

Wieso benötigen wir eigentlich einen Grund, um eine Pause zu machen?

Was wäre, wenn wir einfach eine Pause zulassen, wenn unsere innere Stimme sagt: „hey Körper, mach mal ruhiger..."

Vielleicht wären wir viel fitter und wären sogar genauso effektiv und mit mehr Freude dabei? Hör auf dich...

LEBEN

LEBEN IST DAS, WAS PASSIERT, WÄHREND DU ANDERE PLÄNE MACHST.

JOHN LENNON

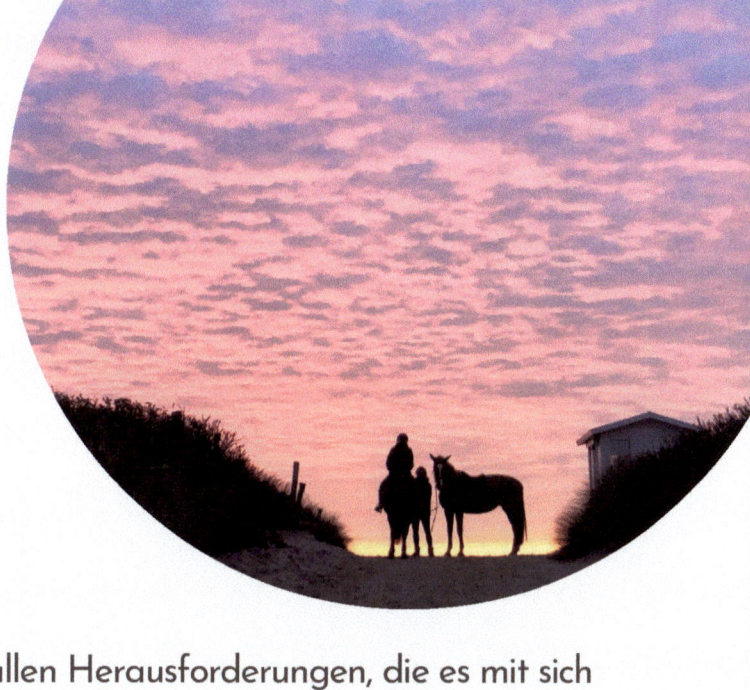

Das Leben ist
wunderbar.

Das Leben ist
einzigartig.

Das Leben ist schön,
selbst wenn es manchmal
holprig ist.

Nimm das Leben an mit allen Herausforderungen, die es mit sich
bringt. Manchmal können auch große Hürden rückblickend eine
Bereicherung sein.

Nimm vertrauensvoll an, was das Leben dir schenkt und mache das
Beste daraus ...

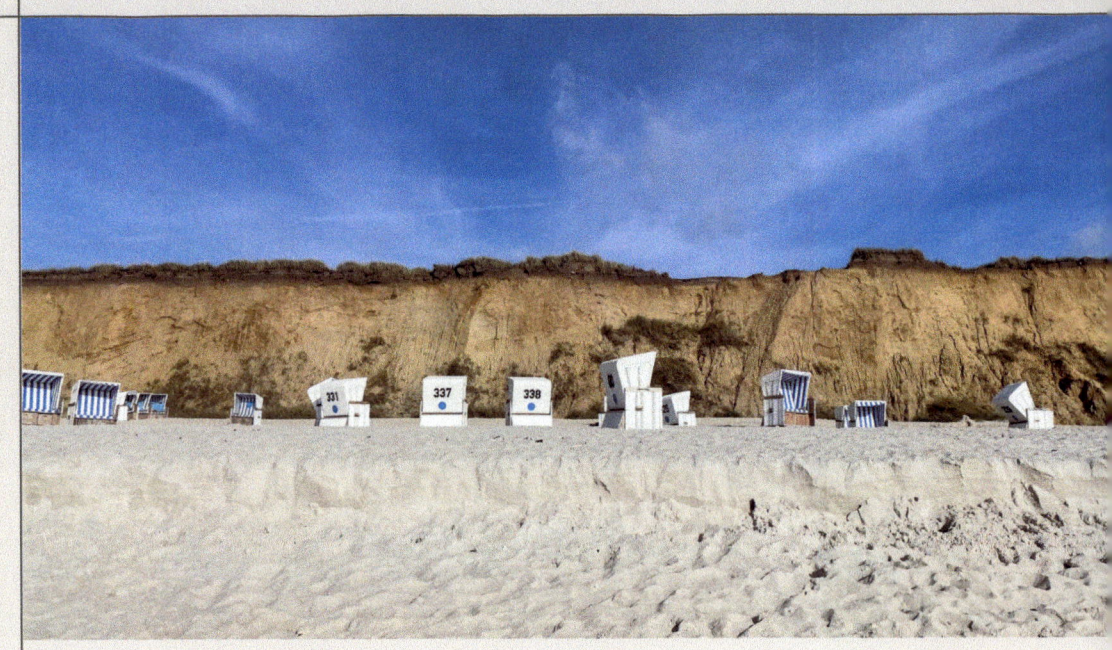

ES IST
WAS ES IST

Es gibt Dinge im Leben, die können wir nicht beeinflussen und dagegen anzukämpfen ist möglich, aber nicht zielführend.

Wenn wir die Dinge akzeptieren und uns darauf konzentrieren, was wir tun können, finden wir Kraft und Energie. Wir finden Lösungen, die wir im Kampf-Modus gar nicht sehen können...

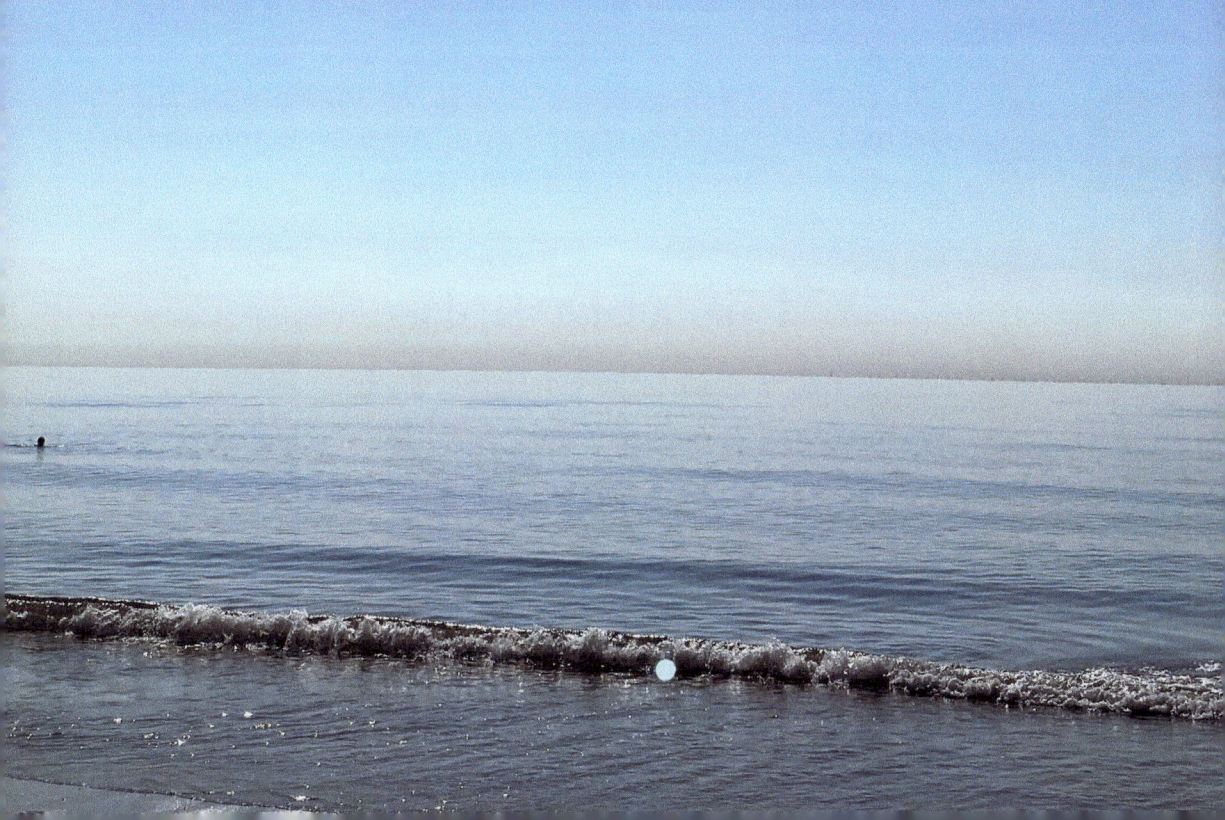

Verstehen kann man das Leben rückwärts,
leben muss man es aber vorwärts.

Søren Kierkegaard

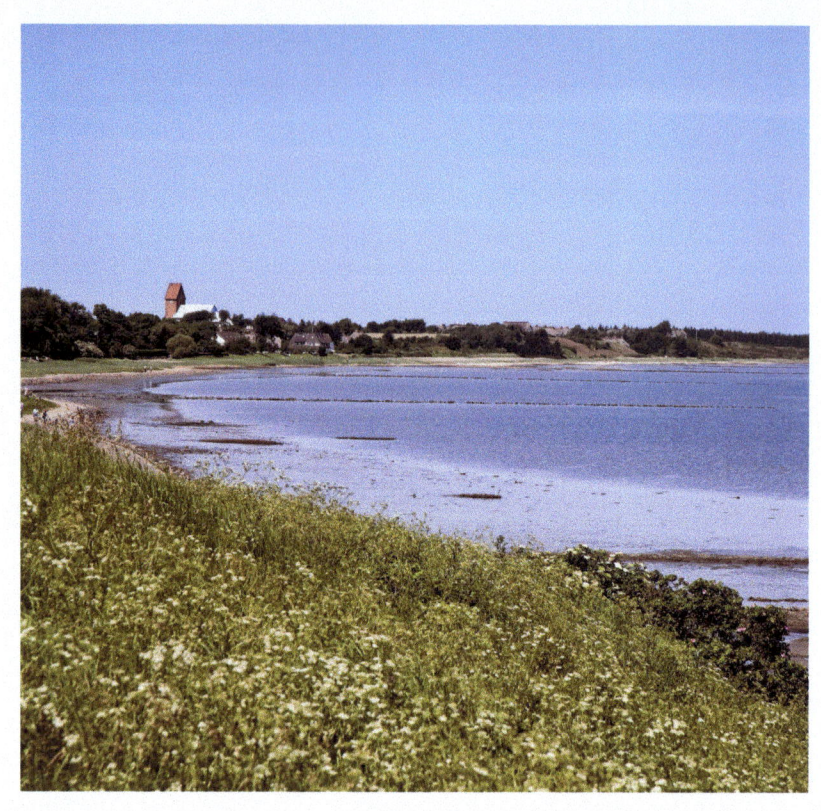

Oft haben wir Angst, um etwas zu bitten oder zu fragen. Meist haben wir dabei Angst, abgelehnt zu werden. Vielleicht hilft dir in dieser Situation folgendes.

Ein NEIN haben wir bereits in der Tasche...

Und wir haben die Chance ein JA zu bekommen.

Dafür dürfen wir fragen. Wir dürfen um Hilfe bitten. Probiere es einfach aus. Viele Menschen sind gern bereit zu helfen, zu unterstützen, ihr Wissen zu teilen. Nur wer fragt, der kann auch gewinnen.

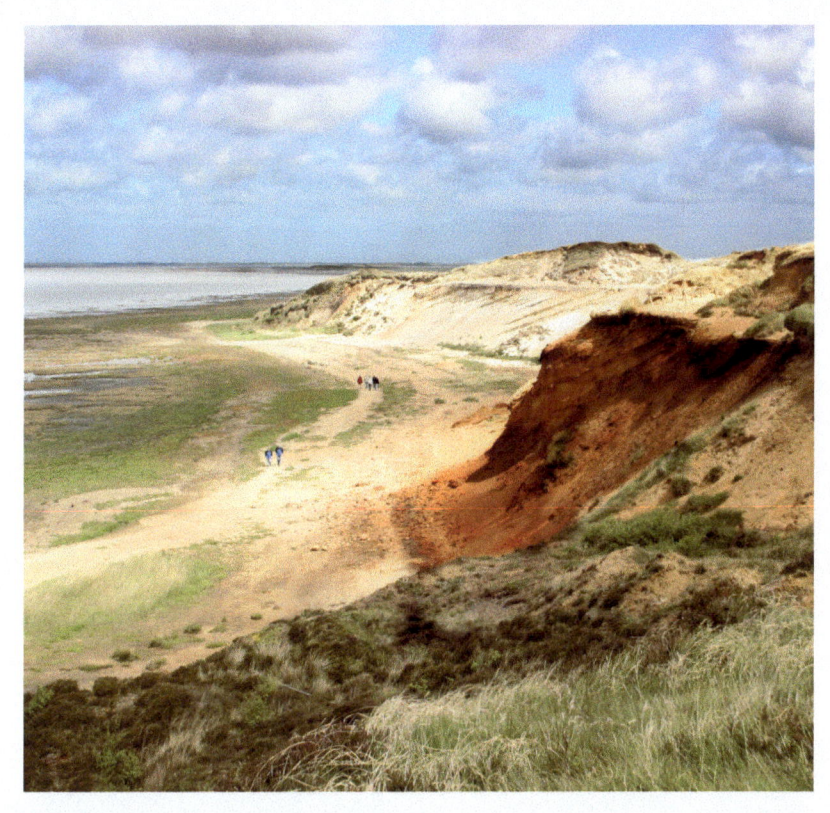

Sei du selbst. Sieh in den Spiegel und sei stolz auf dich. Auf deinen eigenen Weg, auf deine Erfolge, auf deine Stärken, ja auch auf deine Schwächen. Niemand hat den gleichen Fingerabdruck, niemand die gleichen Augen oder Ahnen. Du bist einzigartig.

Vergleichen macht unglücklich

Wenn wir uns vergleichen, machen wir uns selber unglücklich. Und Vergleiche hinken immer. Irgendetwas kann immer noch besser, noch eindrucksvoller oder noch … sein.

Sei du selbst, sei wunderbar und einzigartig.

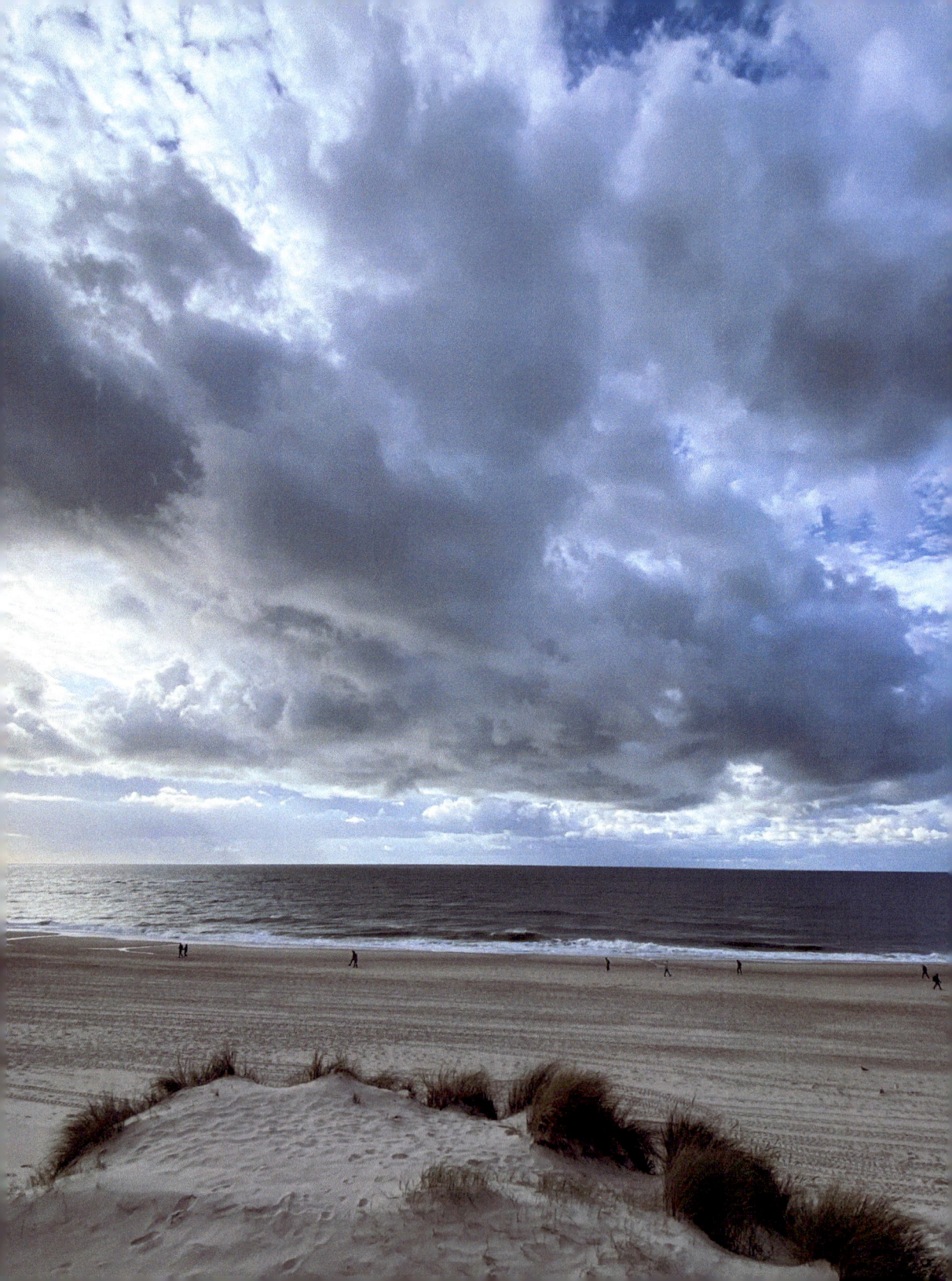

EIN FINGER ZEIGT AUF ANDERE, DREI AUF MICH

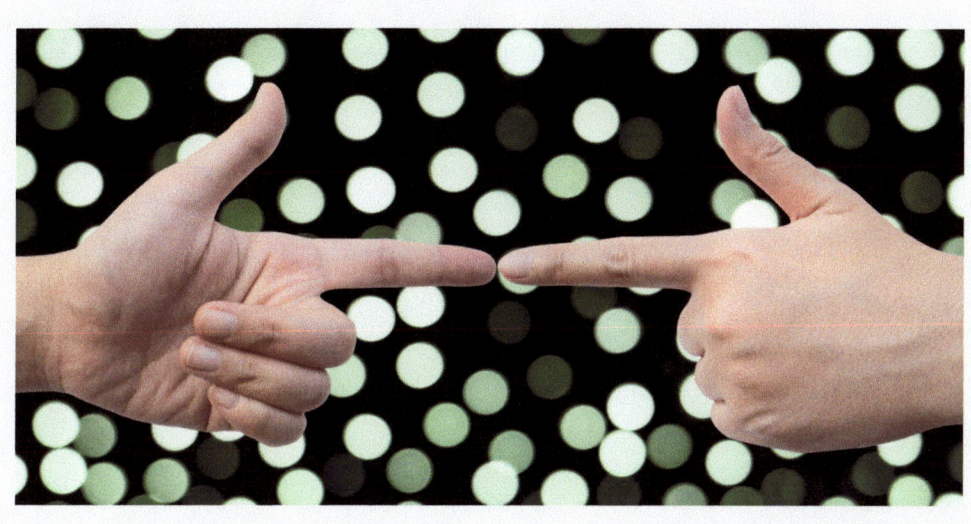

Was sagt das, was wir über andere sagen über uns selbst aus?

In der Kommunikation ist unser eigener Anteil immer sehr groß. Wir können nur das hören, sagen und verstehen, was wir selber schon einmal erlebt, erfahren oder getan haben. Manchmal denken wir vielleicht, dass andere einen gleichen oder ähnlichen Erfahrungsschatz haben und entsprechend gleich oder ähnlich reagieren sollten. Was aber, wenn das Gegenüber etwas völlig anderes versteht? Keine böse Absicht sondern einfach ein Missverständnis.

Wenn ich beispielsweise sage: ein 5 Minuten Ei ist perfekt… dann ist es mein Geschmack und meine Wahrnehmung. Aus meiner Perspektive habe ich vermeintlich recht, aber mein Gegenüber darf sein Ei gern hart mögen. Das ist genauso richtig - aus dessen Sicht.

Vielleicht schauen wir genauer hin, was wir so sagen und was es mit uns zu tun hat…

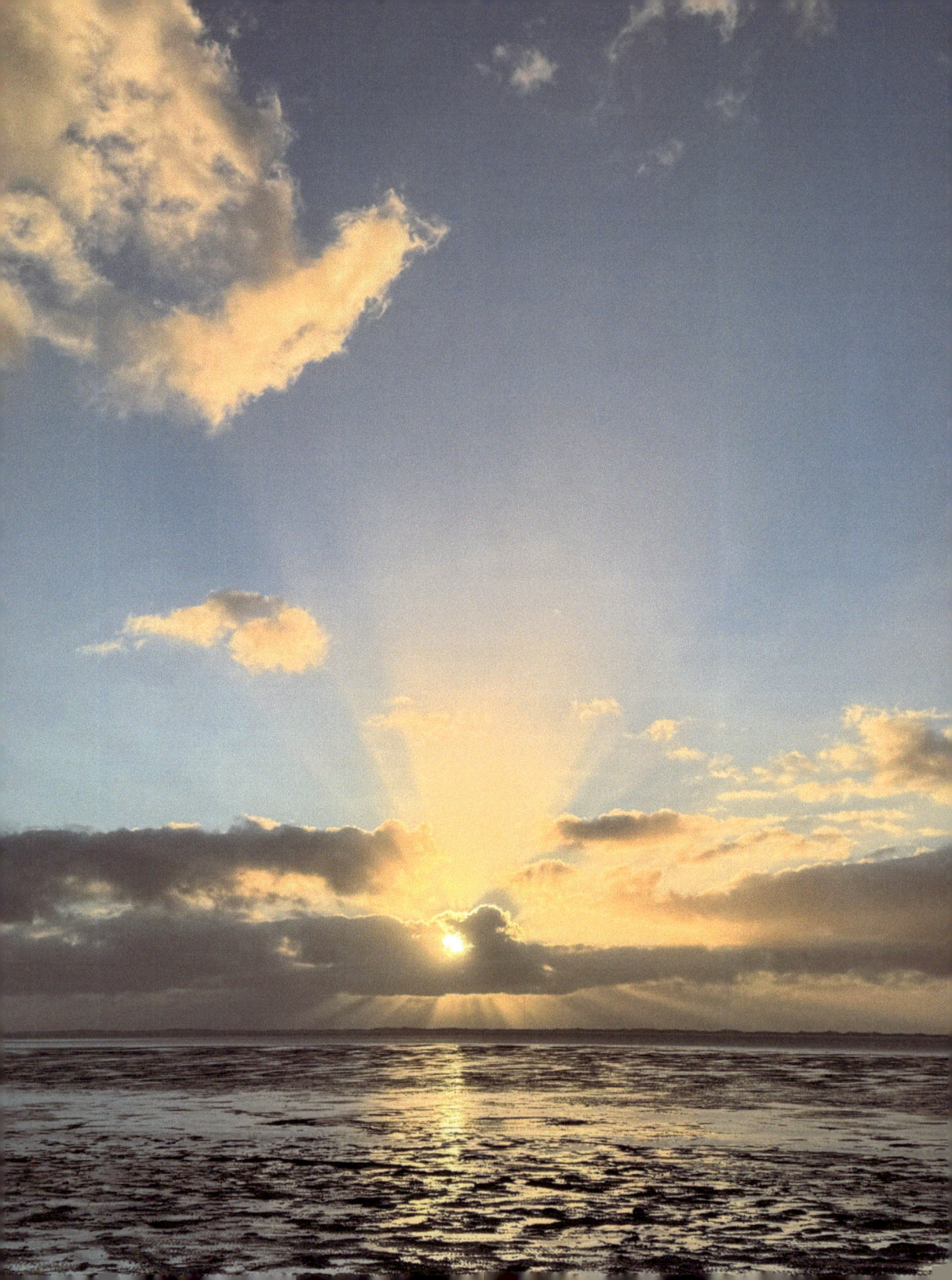

DIE HUMMEL FLIEGT

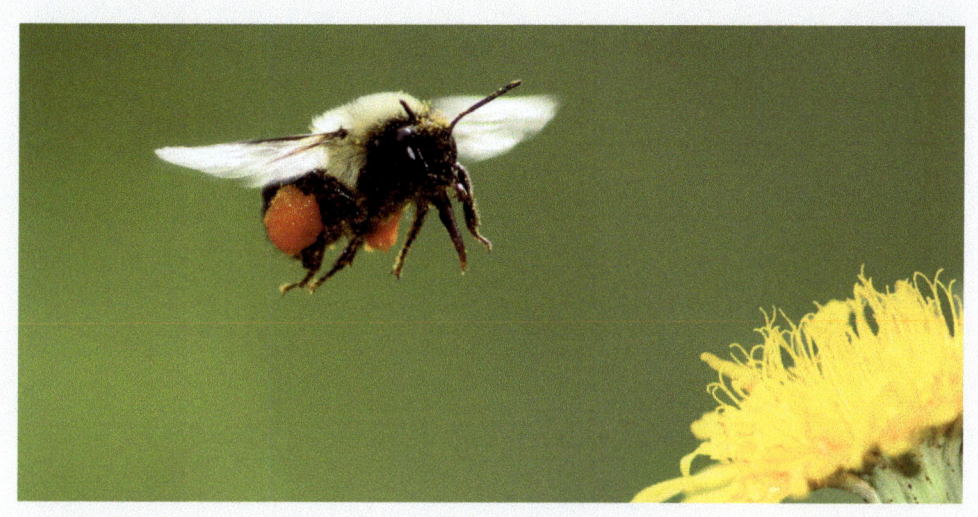

"Hummeln können nicht fliegen",
sagt die Physik. Die Hummel weiss
das nicht und fliegt einfach.

Sei wie die Hummel –
geht nicht, gibt's nicht.

Es heisst nur so lange "das geht nicht"
bis es jemand macht,

Sei du dieser "jemand"
und mache es einfach!

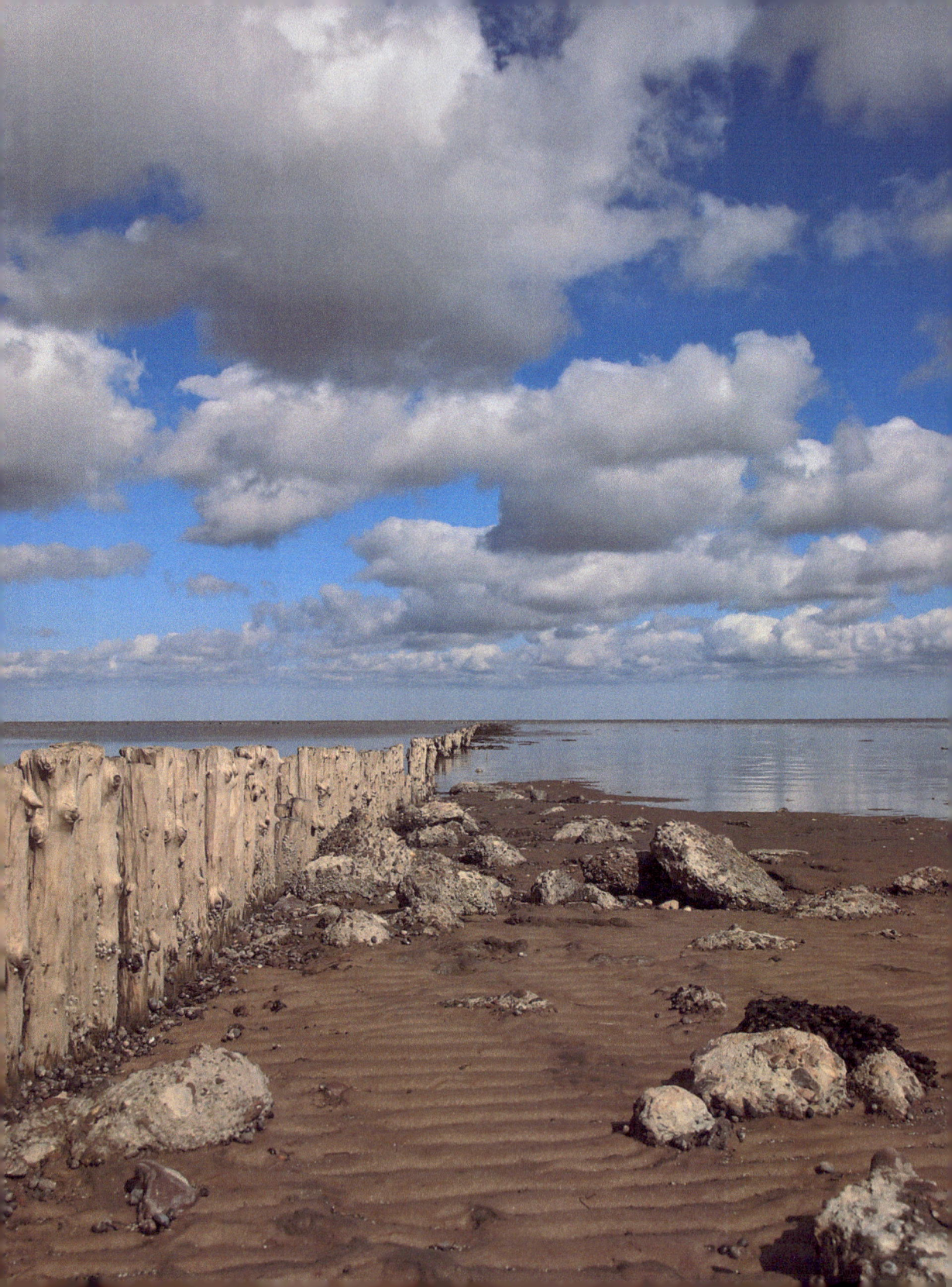

HALTE DEINEN FOKUS

WAS WILLST DU NICHT?

NOTIERE DIR, WAS DU AUF GAR KEINEN FALL IN DEINEM LEBEN MÖCHTEST. VERBRENNE DANN DIESEN ZETTEL UND VERABSCHIEDE DICH DAVON.

WAS WILLST DU?

ÜBERLEGE DIR, WAS DU WIRKLICH MÖCHTEST UND WAS DEIN LANGFRISTIGES ZIEL IST. TRÄUME DABEI GROSS...

WAS TUST DU?

ÜBERLEGE, WAS DU BISHER TUST, WAS DU GAR NICHT WILLST UND ÜBERLEGE WEITER, WAS DU EIGENTLICH TUN MÖCHTEST. WAS TUT DIR GUT?

WAS TUST DU GUTES FUR DICH?

ÜBERLEGE DIR, WAS DU GUTES FUR DICH TUN KANNST UND VERSUCHE, DAS REGELMÄSSIG IN DEINEN ALLTAG EINZUBAUEN.

BEHALTE DEINEN FOKUS

ERINNERE DICH AN DEINE WÜNSCHE UND ZIELE UND SCHAU EHRLICH, WAS AUSSERDEM NOCH GUTES IN DEINEM ALLTAG IST. BAUE MEHR DAVON EIN.

SPRICH DICH AUS

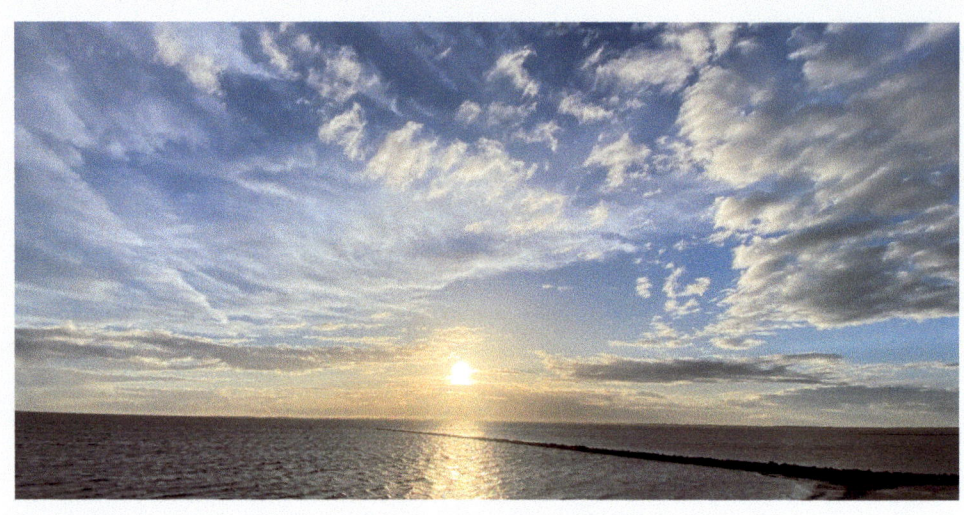

Was wäre, wenn du deinen Lieben etwas nettes sagst ...

Im Alltag sind wir mit vielen Dingen beschäftigt und meistens nerven uns die Dinge, die nicht so glatt laufen. Manchmal bekommen dabei die Menschen, die wir lieben, am meisten dabei ab - ohne dass wir das wollen.

Wie wäre es, wenn wir uns jeden Abend drei Dinge nennen, die wir an dem anderen schätzen, lieben oder was heute toll war und wofür wir unserem Gegenüber dankbar sind? Ganz ohne Erwartungshaltung.
Wie schön kann es sein, wenn wir auch Kleinigkeiten oder vermeintliche Selbstverständlichkeiten wertschätzen und uns dankbar und liebevoll darüber äußern.

Probier das aus, es tut gut und kann Wunder bewirken.

FINDE DEIN ZIEL

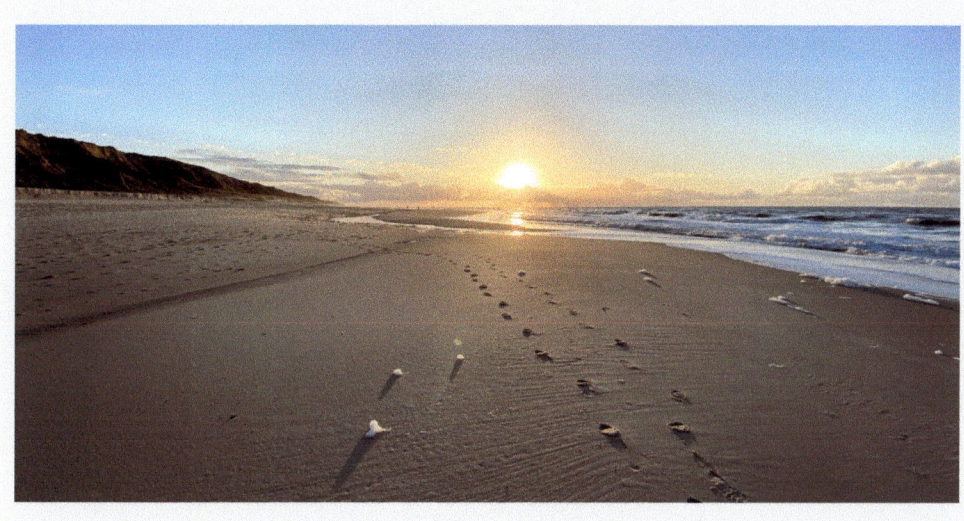

*Wohin du schaust,
dahin gehst du ...*

Richte deinen Blick auf dein Ziel.
Wie beim Reiten, wenn du den nächsten Sprung anvisierst...
Stell dir vor, du lebst schon jetzt deinen Traum.
Fühle dich so, als ob deine Wünsche bereits Realität sind.

Je mehr wir in diesem Gefühl und in der Überzeugung sind, dass unsere Wünsche
real sind, desto eher sind sie es tatsächlich.
Vertraue darauf, dass du dein Ziel erreichst.
Lass dich nicht ablenken, behalte dein Ziel im Fokus.
Fühle dein Ziel.

Du wirst sehen, dann erreichst du es auch!

MEINE ZIELE

ICH KANN ALLES ERREICHEN, WAS ICH WILL, ICH ERLAUBE ES MIR:

MEIN ZIEL

WARUM WILL ICH DAS?

WAS KANN ICH DAFÜR HEUTE TUN?

WAS KANN ICH DAFÜR MORGEN TUN?

WAS KANN ICH DAFÜR NÄCHSTE WOCHE TUN?

WARUM IST ES SO WICHTIG FÜR MICH?

MEINE ZIELE

DATUM	WAS WILL ICH	ZU WANN	✅

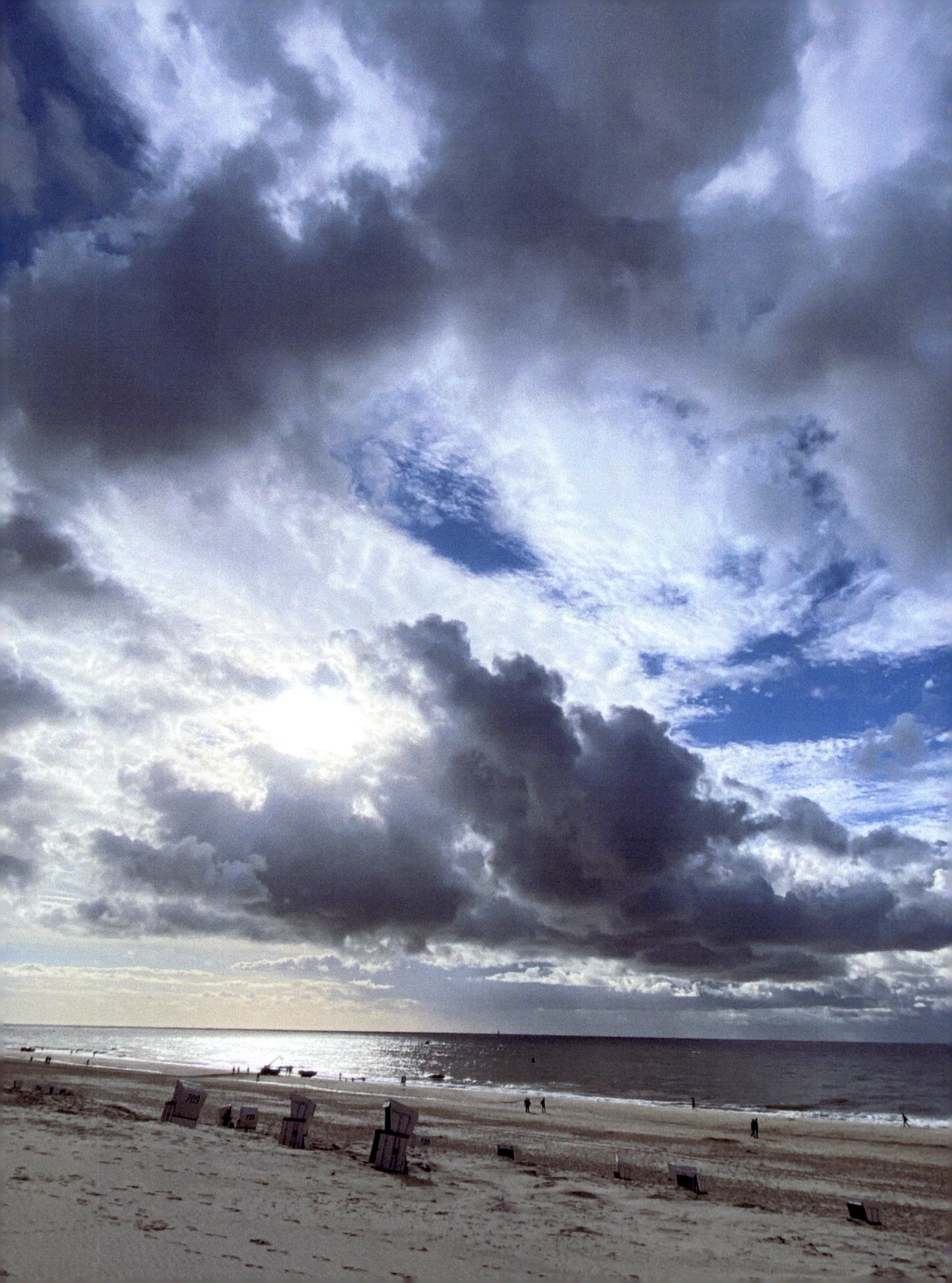

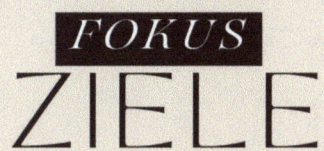

FOKUS
ZIELE

WER HAT DAS ERREICHT?

SUCHE DIR EINE PERSON, DIE DA IST, WO DU HIN MÖCHTEST UND SCHAU, WAS DIE RICHTIG MACHT. MACHE DAS ODER ÄHNLICHES EBENFALLS ...

MENTOR

SUCHE DIR EINEN MENSCHEN, DER DICH AUF DEINEM WEG BEGLEITET UND DIR AUF DEINEM WEG HELFEN KANN.

BLEIBE OFFEN

BLEIBE AUF DEINEM WEG OFFEN FÜR MÖGLICHKEITEN. ERKENNE OFFENE TÜREN. HÖRE AUF DEINE INNERE STIMME.

SEI MUTIG

MANCHMAL HABEN WIR ANGST VOR UNSERER EIGENEN COURAGE. DAS IST NORMAL. VERSUCHE EINFACH AUF DEINEM WEG ZU BLEIBEN. ES IST DEIN EINZIGARTIGER WEG...

VOR - ZURÜCK - VOR

LEBENSWEGE SIND NICHT GERADE. WIR GEHEN VOR, WIEDER ZURÜCK UND AUCH MAL RECHTS ODER LINKS. ES GEHT IM KREIS UND WIR ÄNDERN DIE URSPRÜNGLICHE ROUTE. BLEIB EINFACH VOLLER FREUDE UND DANKBARKEIT AUF DEINEM WEG.

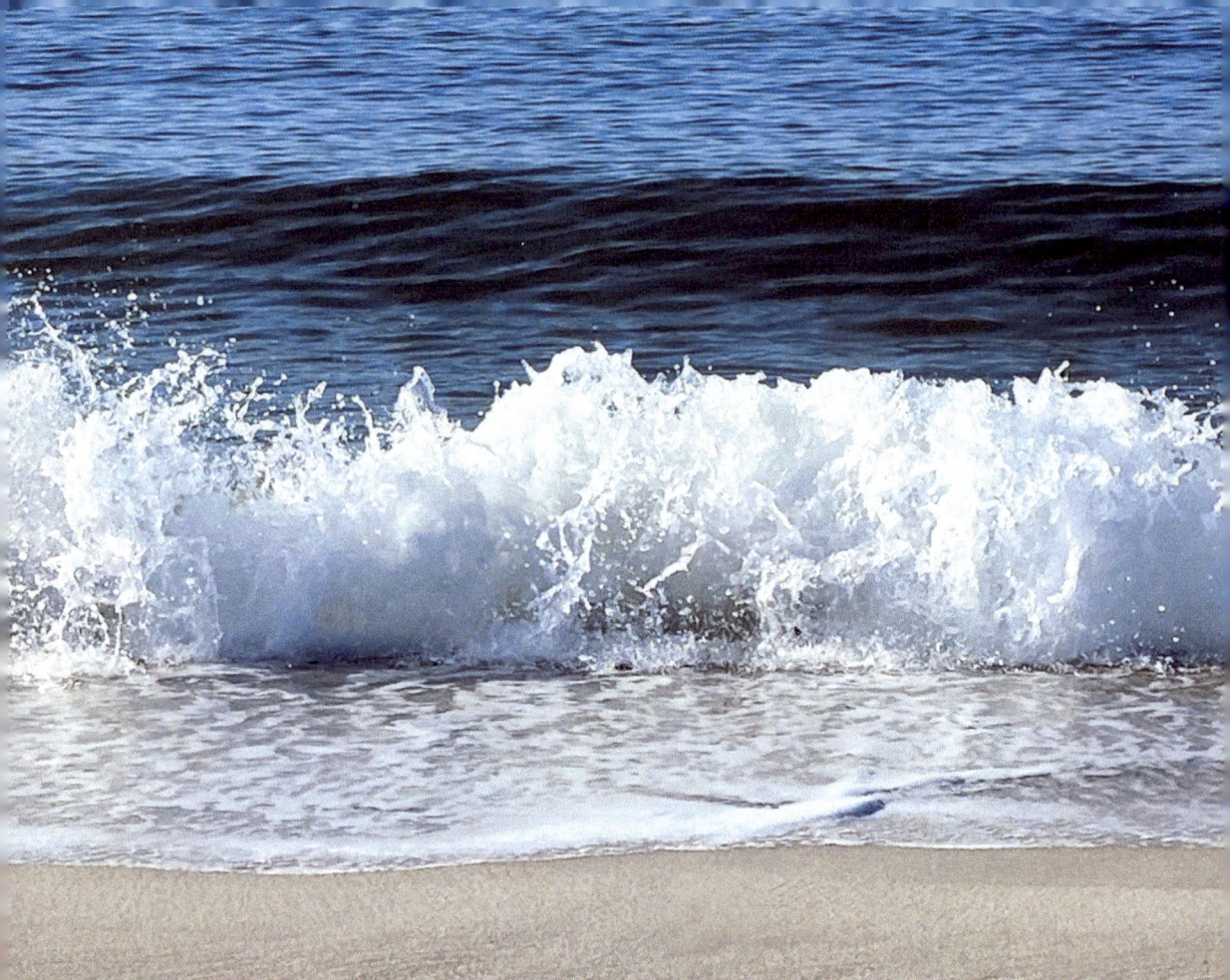

Man sieht nur mit dem Herzen gut. Das
Wesentliche ist für die Augen unsichtbar.

Antoine de Saint-Exupéry

ERFOLGE

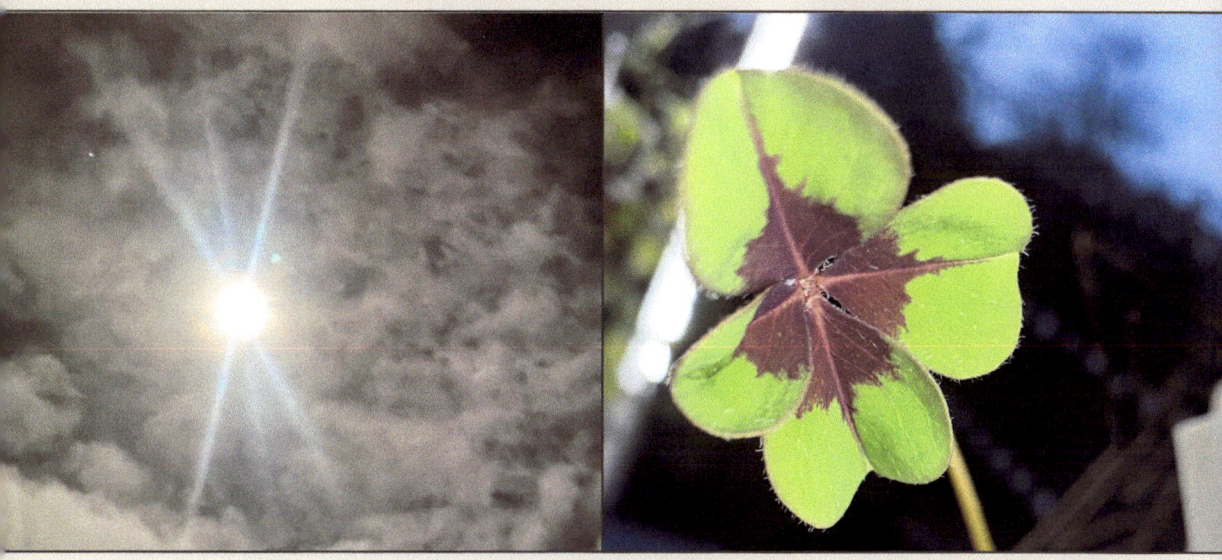

JEDER ERFOLG ZÄHLT

NICHT NUR DIE GROSSEN ZIELE SIND ERFOLGE, AUCH DIE KLEINEN ZWISCHENSCHRITTE DÜRFEN WIR WERTSCHÄTZEN UND ALS ERFOLG VERBUCHEN.

WENN WIR EINE SPORTART ERLERNEN, HABEN WIR NICHT GLEICH EINEN SIEG ERRUNGEN. UND TROTZDEM IST DER ERSTE GETROFFENE BALL EIN ERFOLG, DER ERSTE GALOPP BEIM REITEN ODER DAS ERSTE MAL FAHRRADFAHREN OHNE STÜTZRÄDER...

JEDER NOCH SO KLEINE ERFOLG IST EIN ERFOLG.

UND WENN WIR UNS AUF UNSERE NOCH SO KLEINEN ERFOLGE KONZENTRIEREN, SCHEINT DER WEG ZUM ZIEL GLEICH VIEL KÜRZER ZU SEIN UND MACHT VIEL MEHR SPASS.

Was ist dein heutiger Erfolg?

Ich fühle, dass Kleinigkeiten die Summe
des Lebens ausmachen.

Charles Dickens

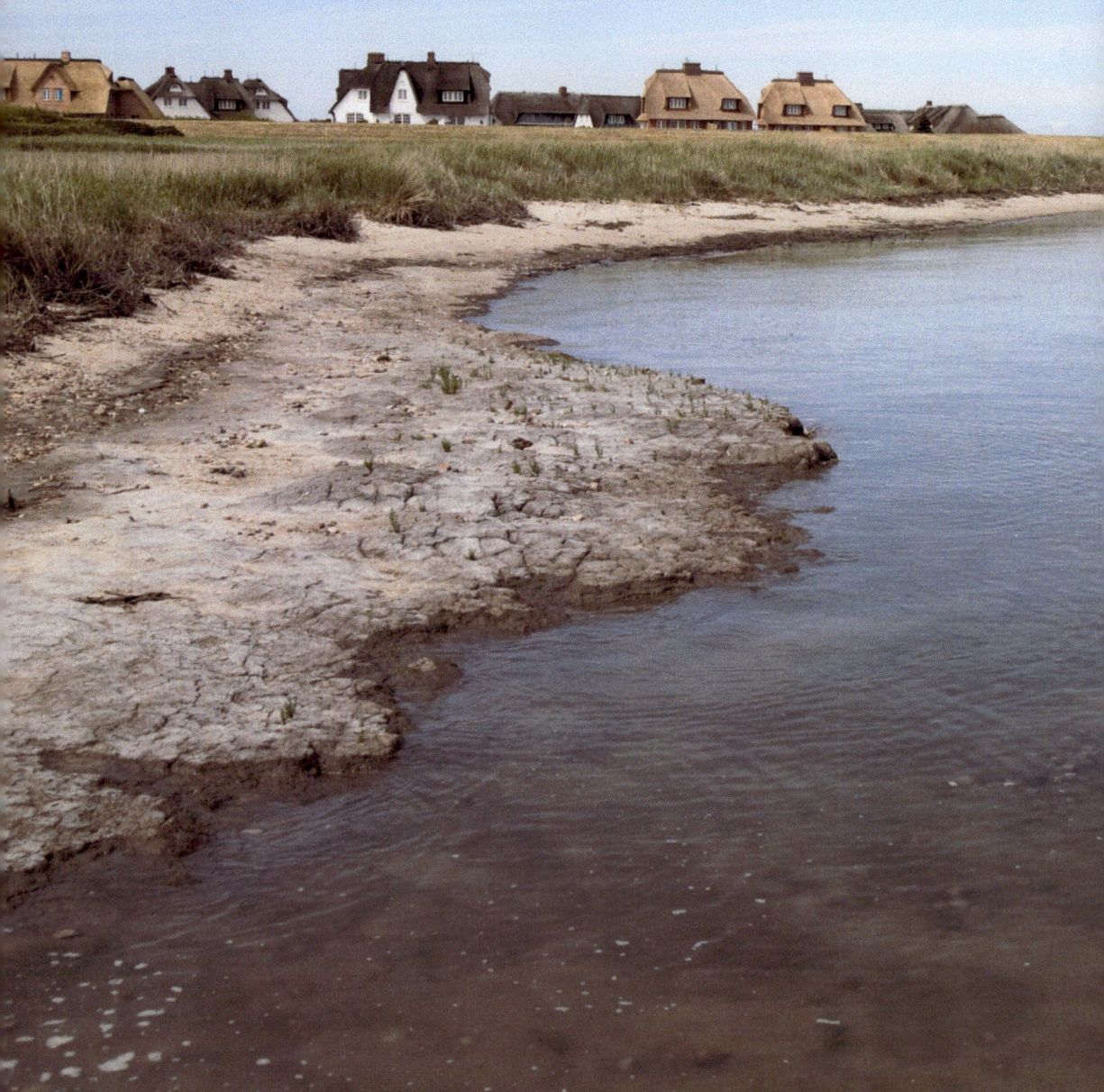

MEINE ERFOLGE

HIER IST PLATZ FÜR MEINE KLEINEN UND GROSSEN
ERFOLGE

MEINE ERFOLGE

WAS WAR HEUTE GUT?

WAS HABE ICH HEUTE TOLLES BEOBACHTET?

WAS HAT MIR HEUTE FREUDE BEREITET?

WO HABE ICH HEUTE ANDEREN EINE FREUDE GEMACHT?

WOMIT MACHE ICH MIR HEUTE EINE FREUDE?

PORTRAIT

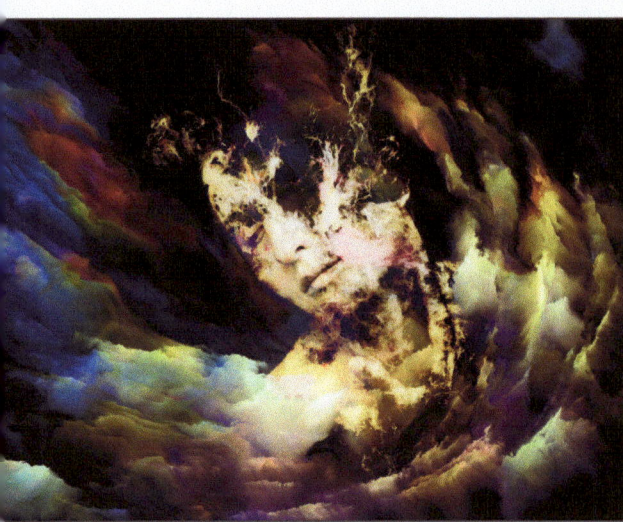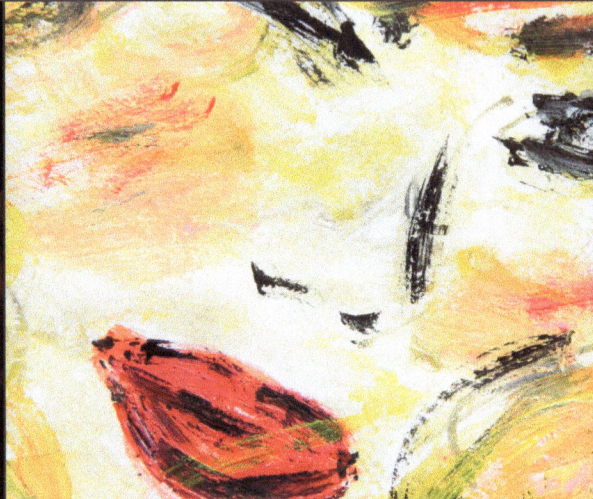

STELL DIR IN GEDANKEN EIN GEMÄLDE VOR
– EIN PORTRÄT VON DIR –
UND BETRACHTE ES GANZ IN RUHE…

… WAS SIEHST DU?

SCHAU AUF DIE HELLEN FARBEN UND DENKE AN DIE DINGE, DIE DU AN DIR MAGST. DEINE STÄRKEN, DEINE LEUCHTENDEN SEITEN, DIE DU UND ANDERE MÖGEN UND WERTSCHÄTZEN.

SCHAU AUCH AUF DIE KRÄFTIGEN FARBTTÖNE, DIE DEM PORTRAIT KRAFT GEBEN. VIELLEICHT IST ES NICHT IMMER DER SCHÖNSTE TON, ABER ES GIBT DEM BILD AUSDRUCK UND STÄRKE.

UND ZULETZT SCHAU AUF DIE DUNK-LEN FARBEN, AUF DIE SCHATTEN. SIE SIND WICHTIG, SIE MACHEN DAS BILD ZU DEM, WAS ES IST.

ES IST EINZIGARTIG, EIN ORIGINAL, ETWAS GANZ BESONDERES! ES GIBT KEIN ZWEITES BILD, WAS GENAU SO AUSSIEHT.

DU BIST GENAUSO EINZIGARTIG, GENAUSO BESONDERS.

UND AUCH, WENN WIR BESTIMMTE FARBEN/ EIGENSCHAFTEN BESONDERS MÖGEN, ES GEHÖRT ALLES ZUSAMMEN UND MACHT UNS DADURCH SO EINZIGARTIG.

DU BIST EIN ORIGINAL.
DU BIST WERTVOLL.
DU BIST BEEINDRUCKEND.
DU BIST GUT
                    - GENAU SO WIE DU BIST.

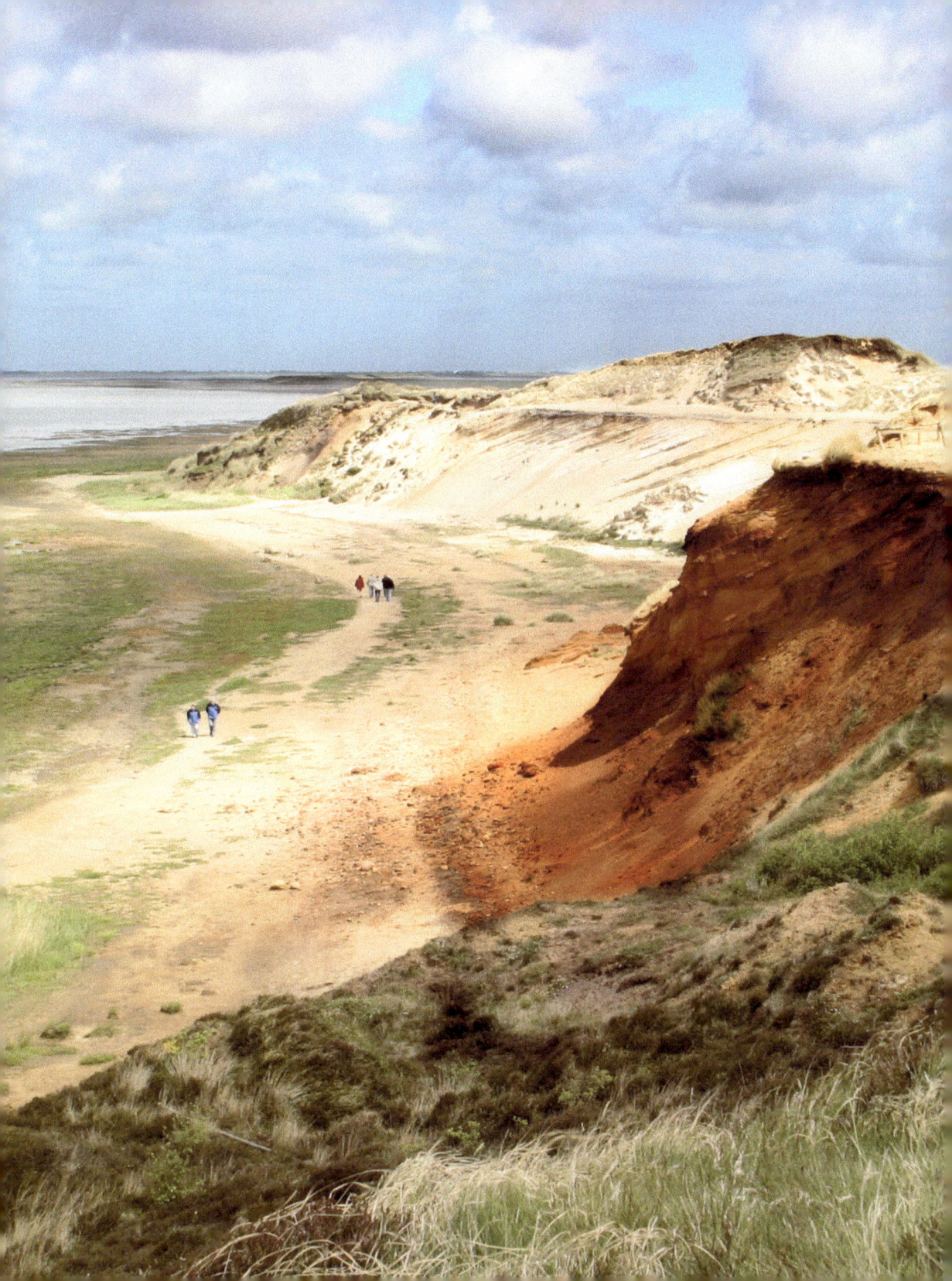

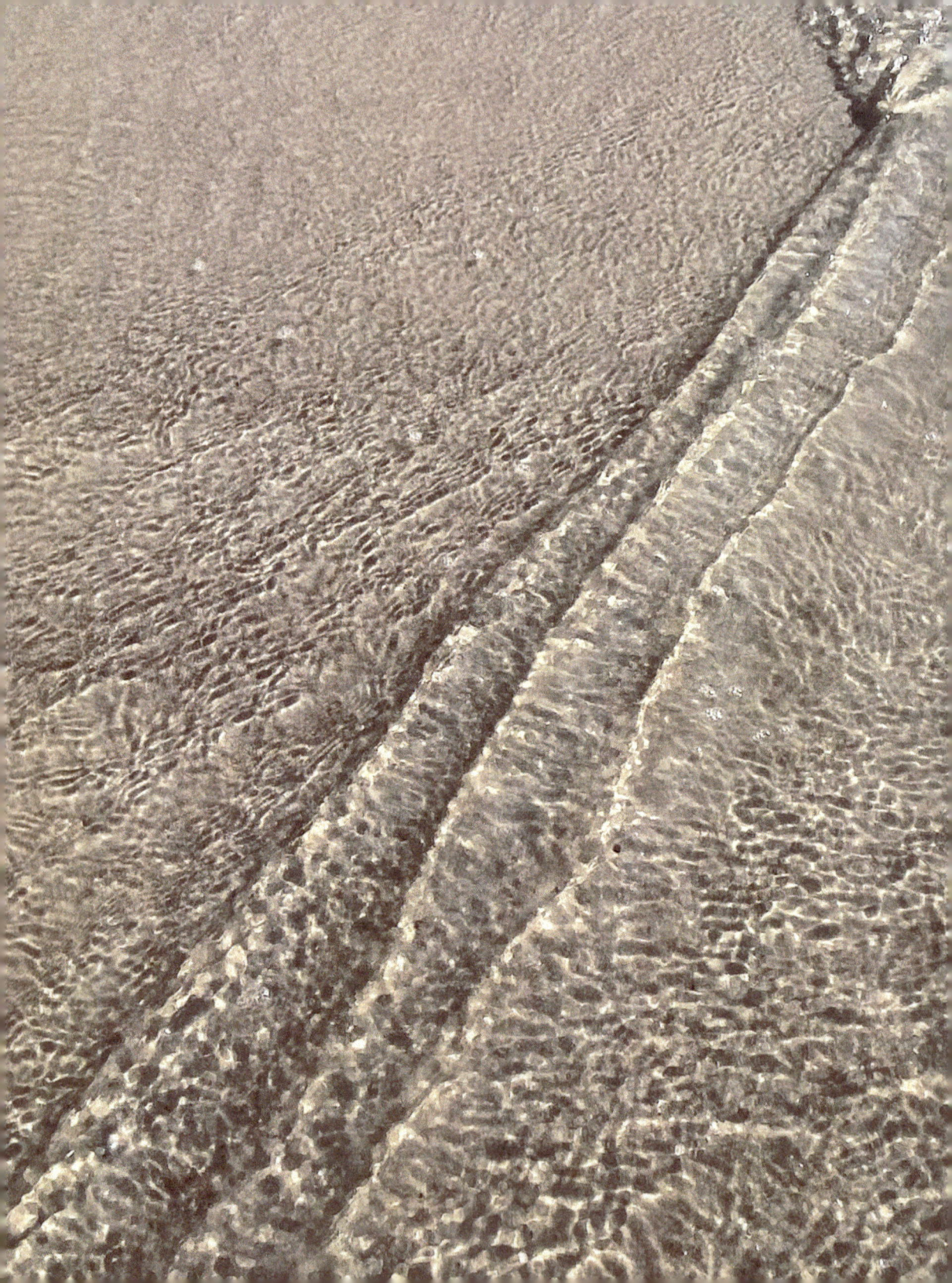

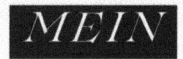

POTENTIAL

SCHREIBE HIER DEINE STÄRKEN UND DEINE SCHWÄCHEN,
DEINE MÖGLICHKEITEN UND DEINE ÄNGSTE AUF. SICH
DIESER BEWUSST ZU MACHEN, IST DER ERSTE SCHRITT,
DAS EIGENE POTENTIAL ZU NUTZEN.

STÄRKEN

SCHWÄCHEN

MÖGLICHKEITEN

ÄNGSTE

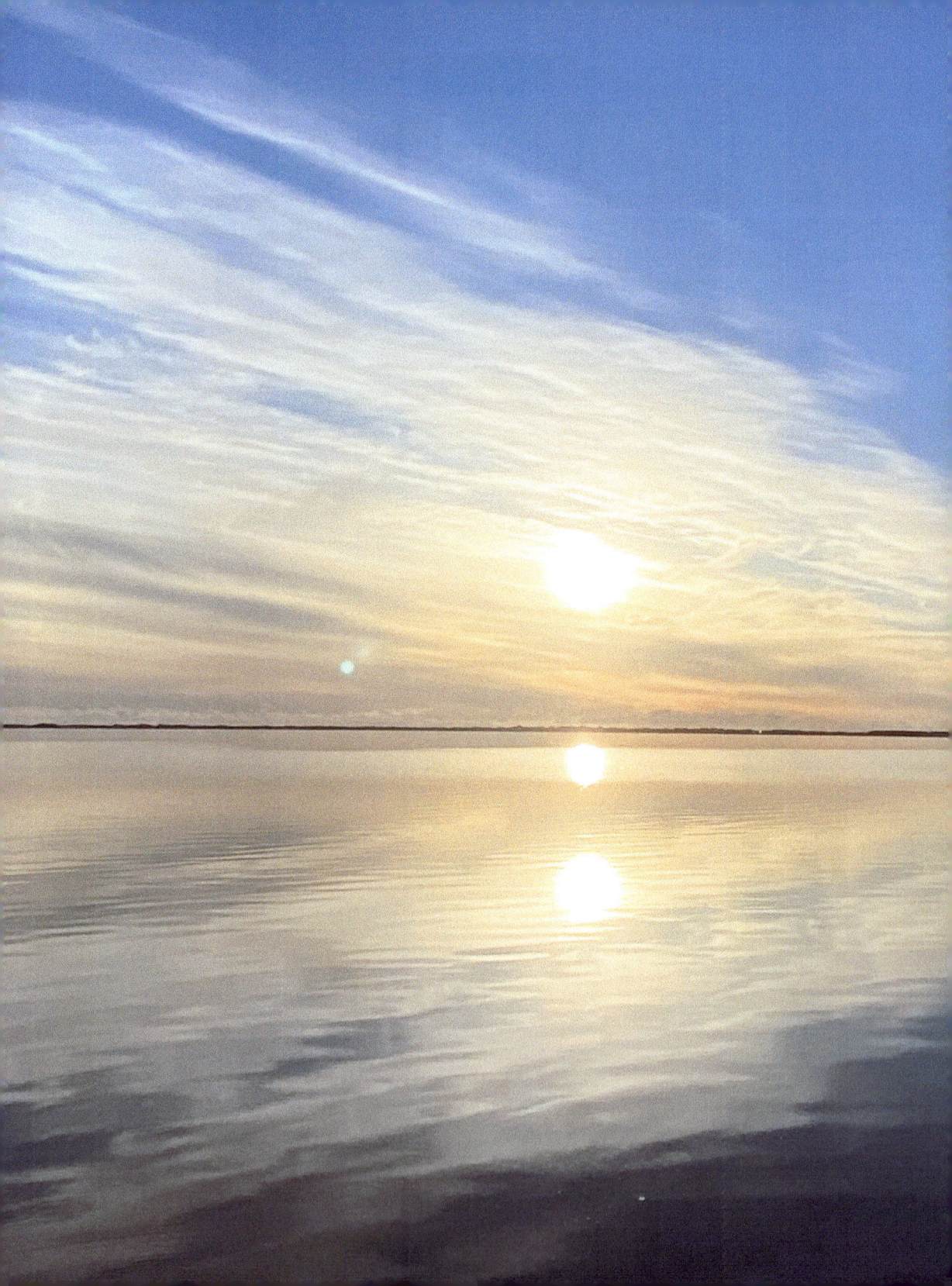

ZEIT // GELD

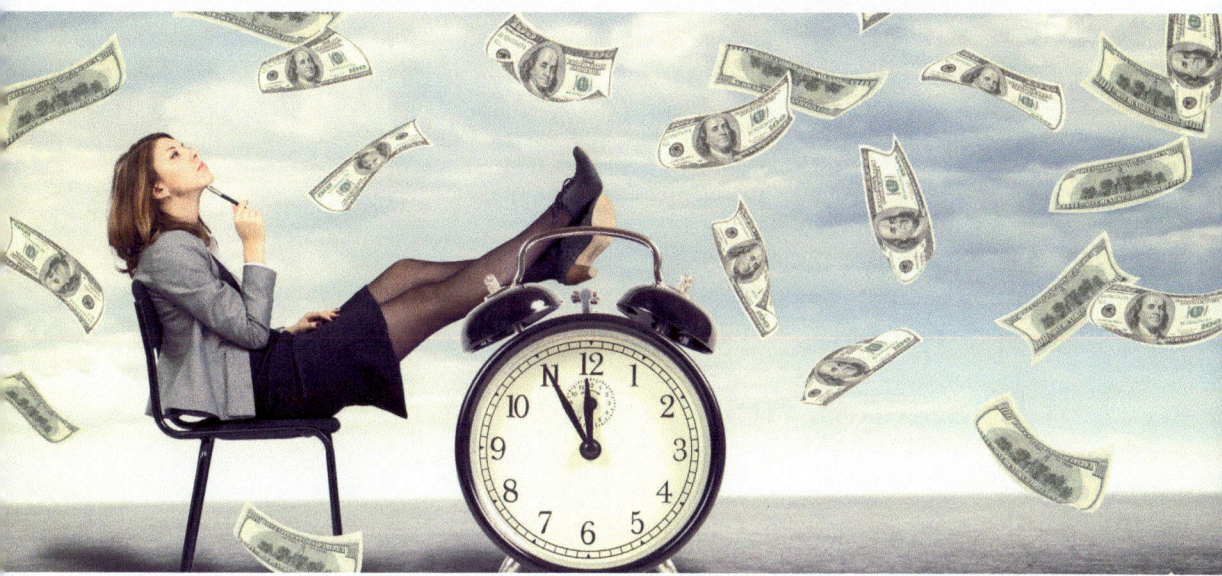

DU WACHST JEDEN MORGEN AUF UND HAST 86.400 EURO AUF DEINEM KONTO

... WAS MACHST DU DAMIT?

DU MUSST DAS GELD AUSGEBEN. AM ENDE DES TAGES IST ES AUF NULL. WENN DU ES NICHT AUSGIBST, IST ES WEG - UNGENUTZT.
WENN WIR ZEIT SO WERTVOLL ANSEHEN WÜRDEN WIE GELD, WÜRDEN WIR DANN ANDERS MIT UNSERER ZEIT UMGEHEN? WÜRDEN WIR UNSERE ZEIT BESSER NUTZEN?

GANZ PLÖTZLICH, WENN WIR EINES TAGES STERBEN, FÜLLT SICH DAS KONTO NICHT MEHR. WIR WISSEN NUR NICHT, WANN DAS SEIN WIRD. WÜRDEN WIR UNSERE ZEIT SINNVOLLER VERBRINGEN? WÜRDEN WIR ACHTSAMER DAMIT UMGEHEN?

WÜRDEN WIR UNS MEHR FREUEN? UNS WENIGER AUFREGEN? DANKBARER SEIN FÜR DIESES GESCHENK? FÜR UNSER LEBEN?

WÜRDEST DU ALLES FÜR DICH AUSGEBEN ODER WÜRDEST DU AUCH ANDERE BESCHENKEN?

EIN TAG HAT 86.400 SEKUNDEN. WENN WIR DIE ZEIT ZUM SCHLAFEN, ESSEN, ARBEITEN, AUTOFAHREN, PUTZEN ETC. ABZIEHEN - WAS BLEIBT DA ÜBER UND WIE GUT NUTZEN WIR UNSERE ZEIT?

ZEIT IST EIN TOLLES GESCHENK. DENKE IMMER DARAN UND NUTZE DEINE LEBENSZEIT.

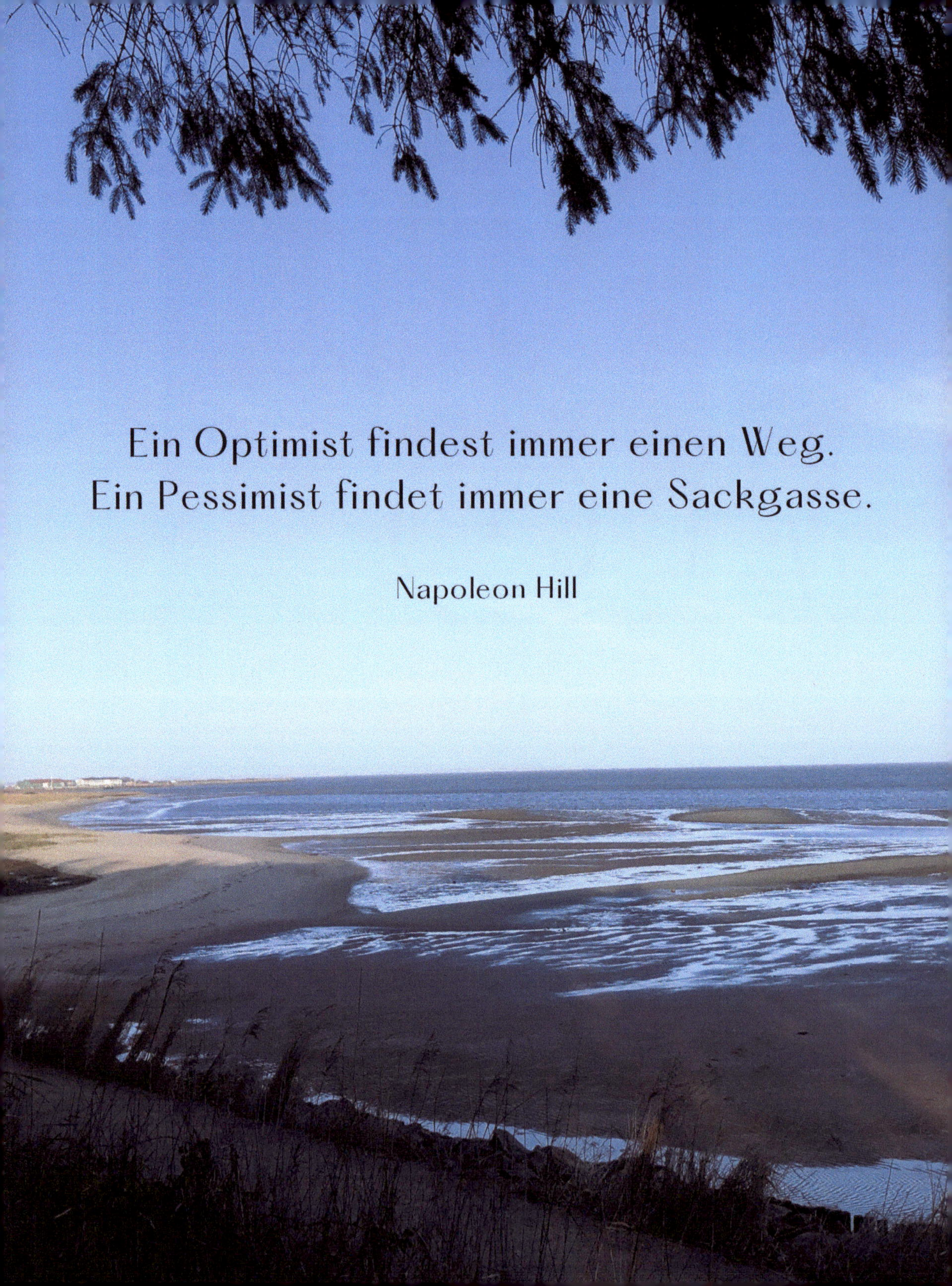

Ein Optimist findest immer einen Weg.
Ein Pessimist findet immer eine Sackgasse.

Napoleon Hill

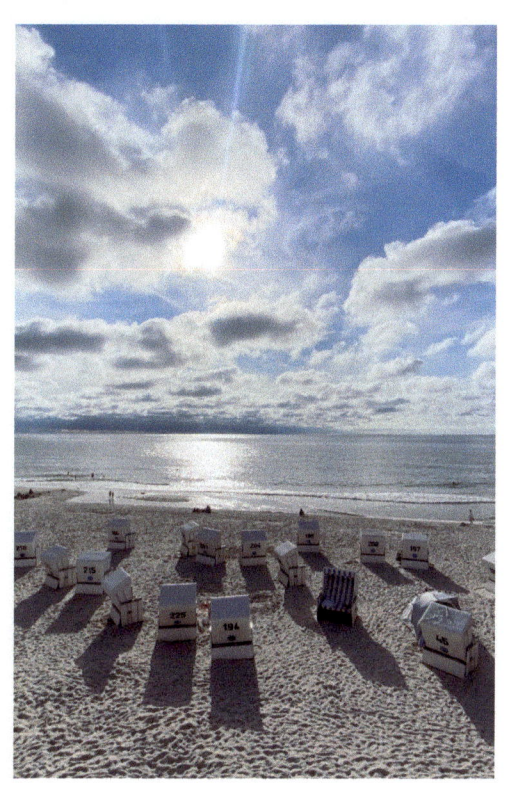

*Sie können Ihre Umstände
oft dadurch ändern,
indem Sie Ihre Einstellung ändern.*

ELEANOR ROOSEVELT

Denken und Empfinden
sind von Natur aus verschieden.

Aristoteles

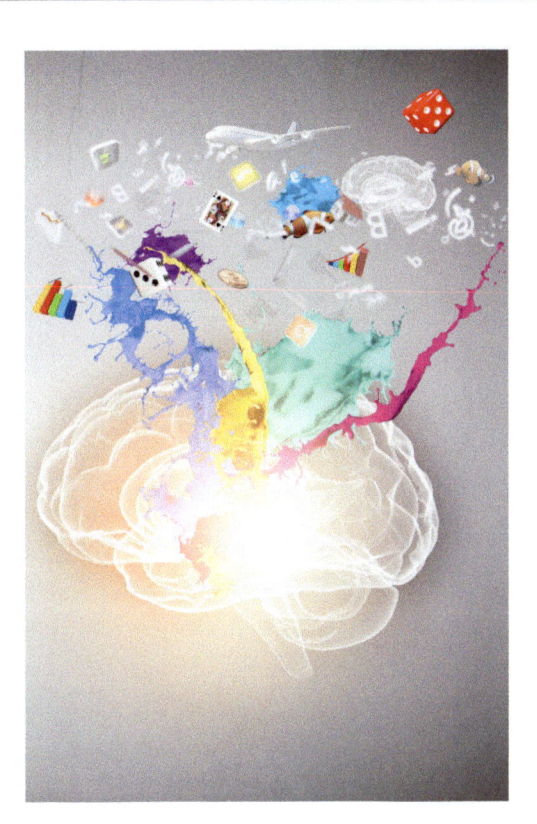

Glaube nicht alles was Du denkst...

HEINZ ERHARDT

In diesem Sinne hinterfrage dich selbst und
sei wachsam bei deinen Glaubenssätzen ...

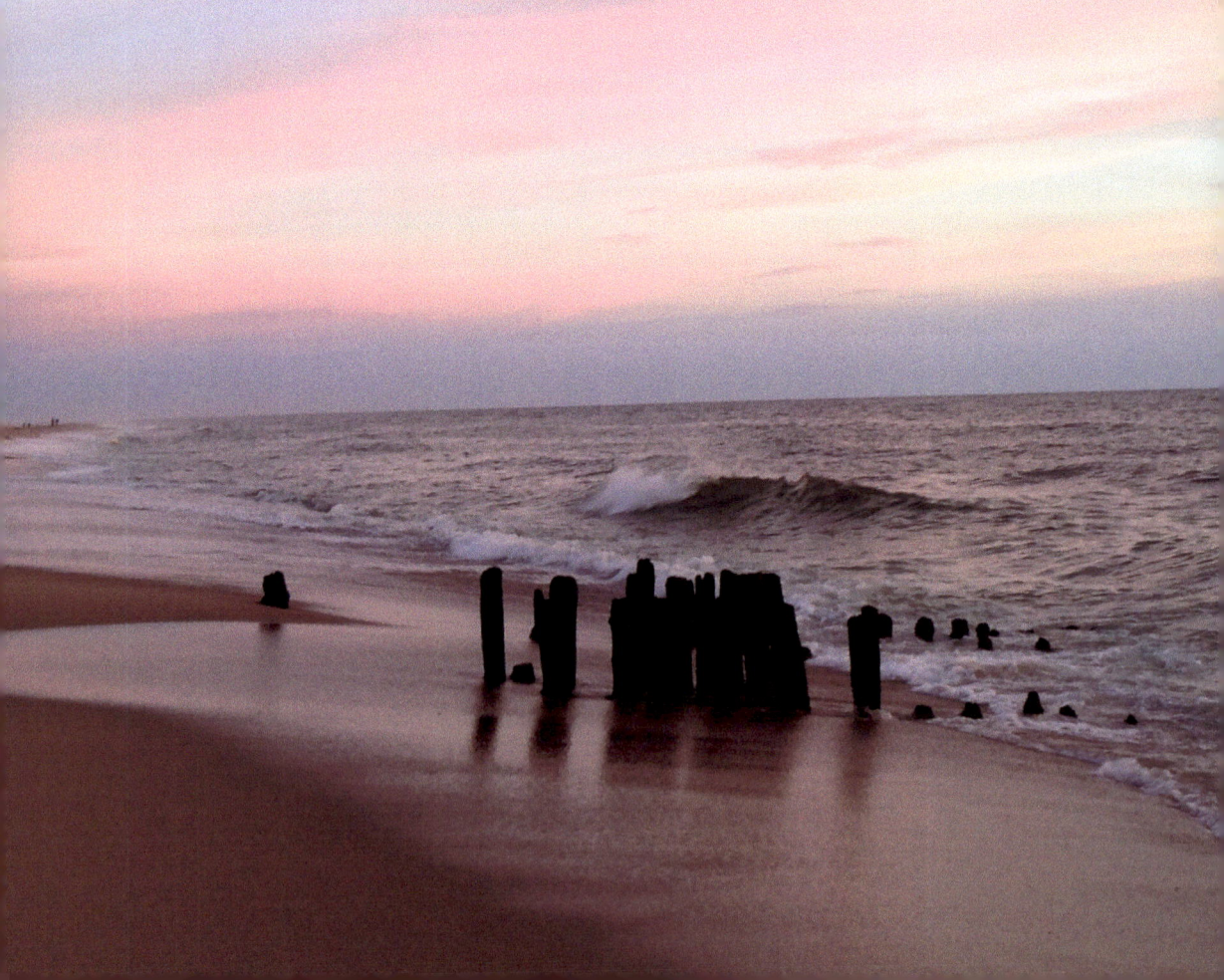

Zwei Dinge sollten Kinder von ihren Eltern bekommen: Wurzeln und Flügel.

Johann Wolfgang von Goethe

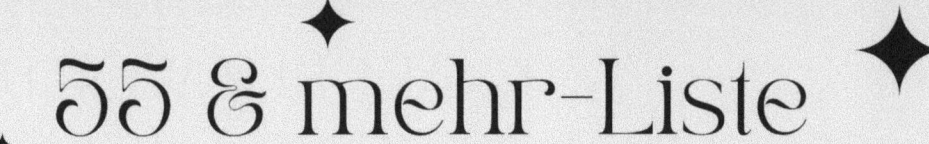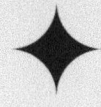

55 & mehr-Liste

Du möchtest beispielsweise finanzielle Freiheit in deinem Leben?
Denke mal "out of the box" wie du 100.000 Euro bekommen könntest.
Werde kreativ (das muss nicht realistisch sein) ...

1. ich finde beim Spazierengehen einen Koffer voll mit Geld...
2. Eine nette Dame schenkt mir 100.000 Euro, weil ich mich beim
   Kaffeetrinken so toll mit ihr unterhalten habe und ihr zum Abschied
   in den Mantel geholfen habe ...
3.

KRAFT DER WORTE

*Achte mal auf deine Worte und sei **für** etwas, nicht dagegen ...*

01
Ich bin gegen Krieg. //
Ich bin für Frieden.

02
Ich hasse das. //
Ich liebe mein Leben und
mein Leben liebt mich.

03
Ich will das nicht. //
Ich will ... und sehe
mein Ziel vor mir.

04
Ich gebe auf. //
Ich versuche es anders.

---

*Spürst du den Unterschied?
Wähle jeden Tag, jeden
Moment, was sich gut und
richtig für dich anfühlt. Die
richtigen, wertschätzenden
Worte können viel ändern.*

MACHT DER WORTE

*Finde **neue** Formulierungen wie beispielsweise:*

Problem //
Herausforderung oder
Lektion zum Lernen

Ich kann das nicht. //
Ich kann das NOCH nicht.

Ich bin krank. //
Momentan fühle ich
mich nicht so gut.

*Mein Tag war scheisse. //
Morgen ist ein besserer
Tag.*

*Wie fühlst du dich damit,
positiv zu formulieren? Übe
das ein bisschen und ändere
die verbale Perspektive. Gib
Raum für Veränderungen.*

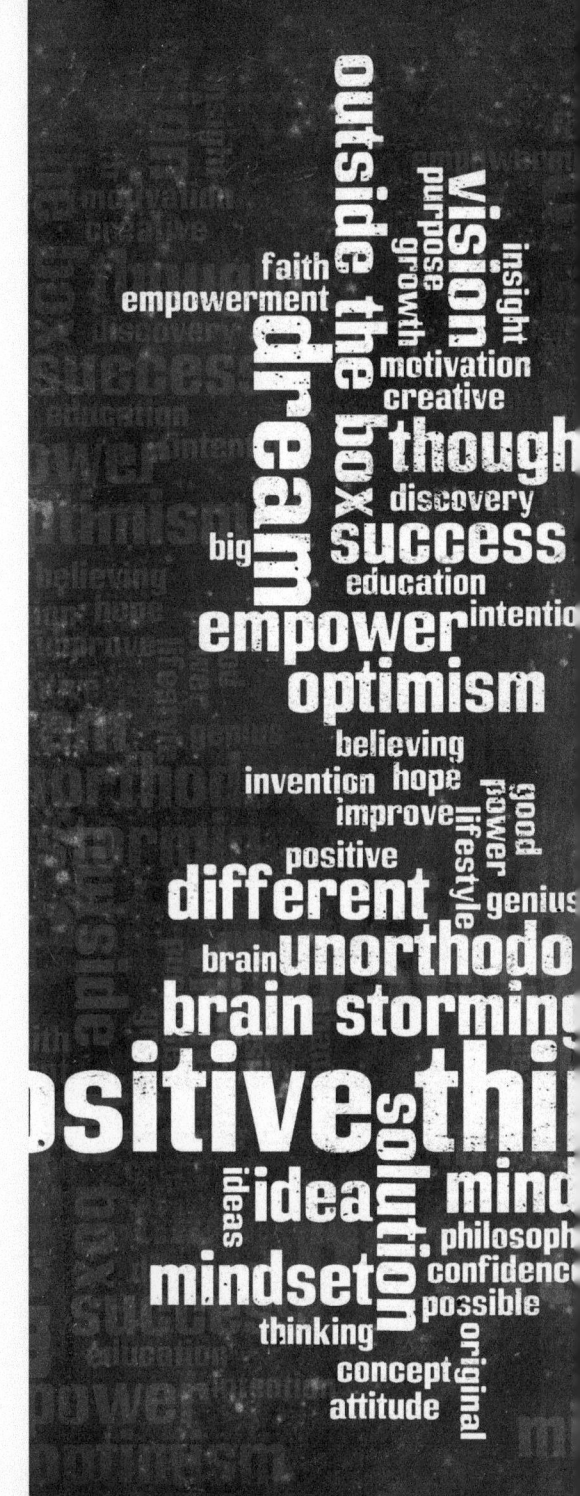

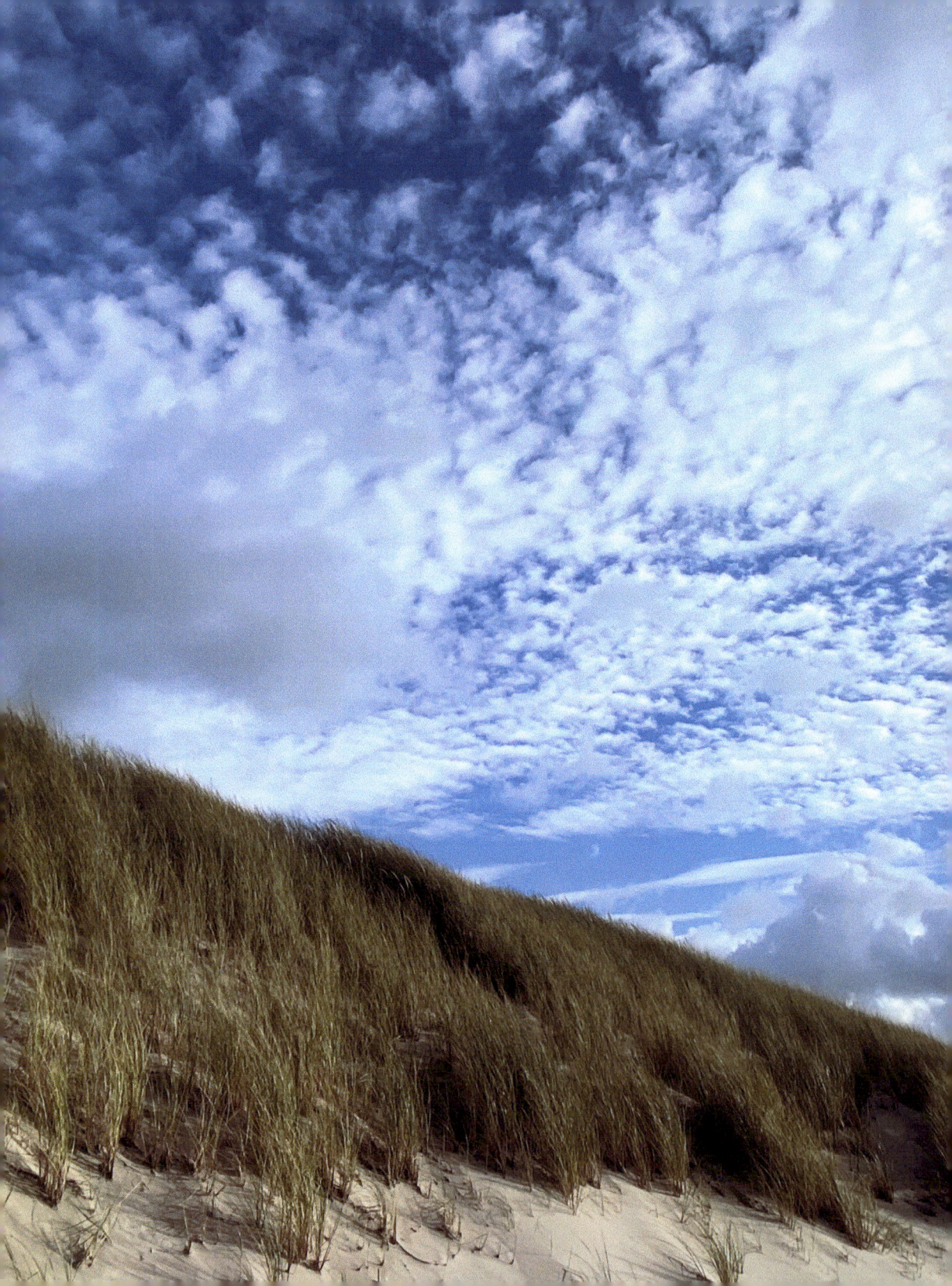

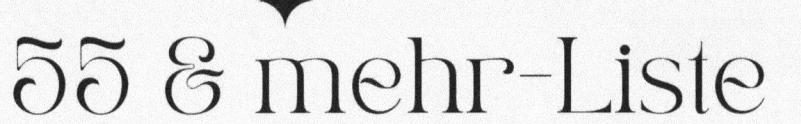

55 & mehr-Liste

Diese Liste kannst du durch alle anderen Themen ersetzen. Wichtig dabei ist, dass du Ideen sammelst, aufschreibst was "hochploppt", positiv formulierst und einfach mit Freude ohne Wertung dabei bist.

1. Ein unbekannter Erbonkel schenkt mir sein Haus.
2. Mein Traumpartner steht plötzlich vor der Tür.
3. Ich gehe als 100.000 Mensch in einen Laden und bekomme eine besondere Uhr, die ich mir gewünscht habe.
4.

APOTHEKE

ERSTELLE DEINE EIGENE APOTHEKE FÜR GUTE LAUNE!
SCHREIBE DIR DINGE AUF, DIE DU MACHEN KANNST, WENN ES
DIR MAL NICHT SO GUT GEHT WIE Z.B....

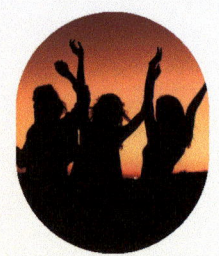

MACHE DIR EINE PLAYLIST MIT GUTER LAUNE
SONGS UND TANZ DICH FREI.

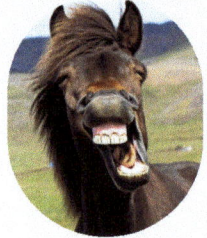

SCHAU DEINE LIEBLINGS-KOMÖDE, DIE
DICH IMMER WIEDER ZUM LACHEN BRINGT.

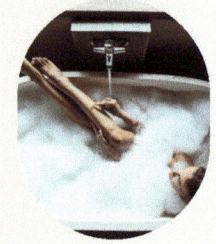

NIMM EIN ENTSPANNUNGSBAD UND HÖRE
EINEN WITZIGEN PODCAST.

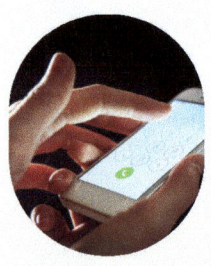

RUF DEINEN LIEBLINGSMENSCHEN AN UND
LASS DICH AUF ANDERE GEDANKEN
BRINGEN.

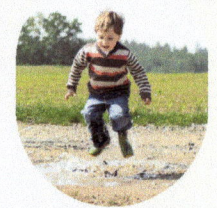

GEH IN DIE NATUR UND MACHE KINDLICHE
HÜPFER ...

... WAS MACHT DIR FREUDE? TU DAS MEHR!

APOTHEKE

MEINE EIGENEN NOTFALL TIPPS ...

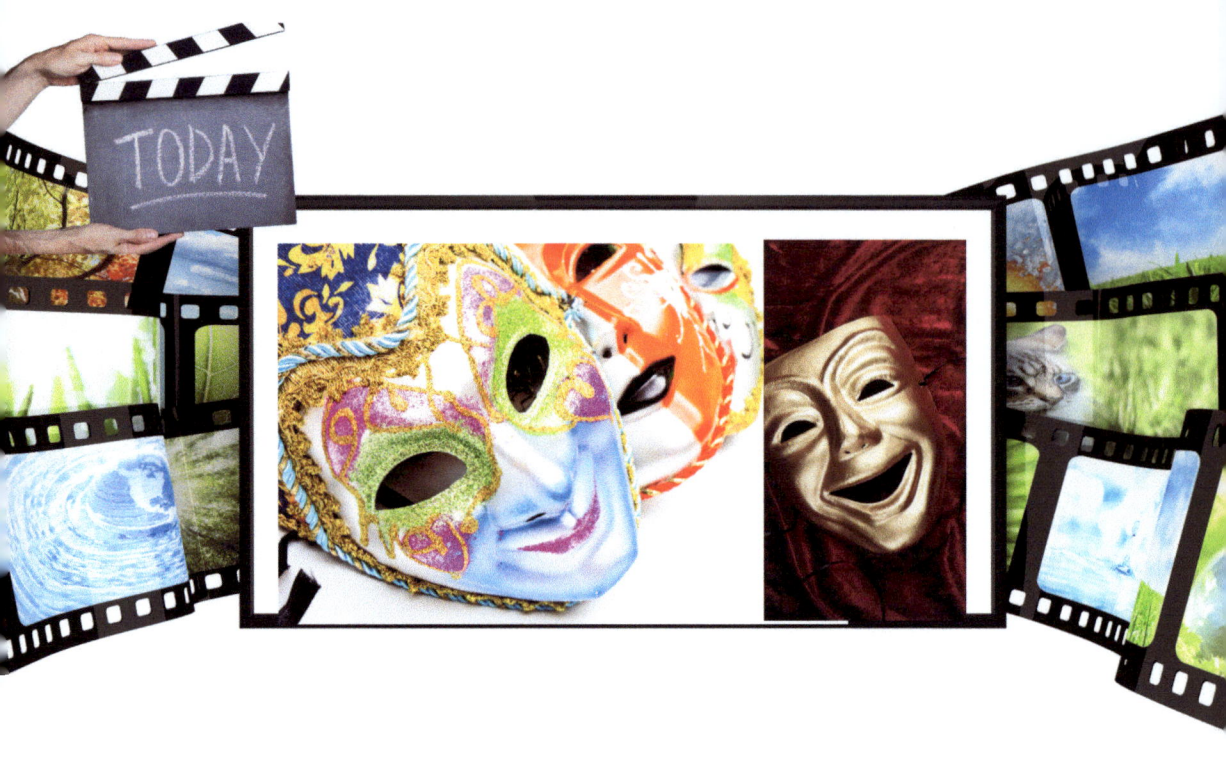

TRAILER AM ENDE DES TAGES

Stell die vor, am Ende eines Tages wird ein
Trailer gedreht über den Inhalt dieses Tages
aus deinem Leben...

Ist es ein Drama, eine Komödie...
Wie sieht der Film deines Tages aus?

Und vor allem - was kannst du tun, damit
dein Film DER Film ist, den du sehen und
leben möchtest?

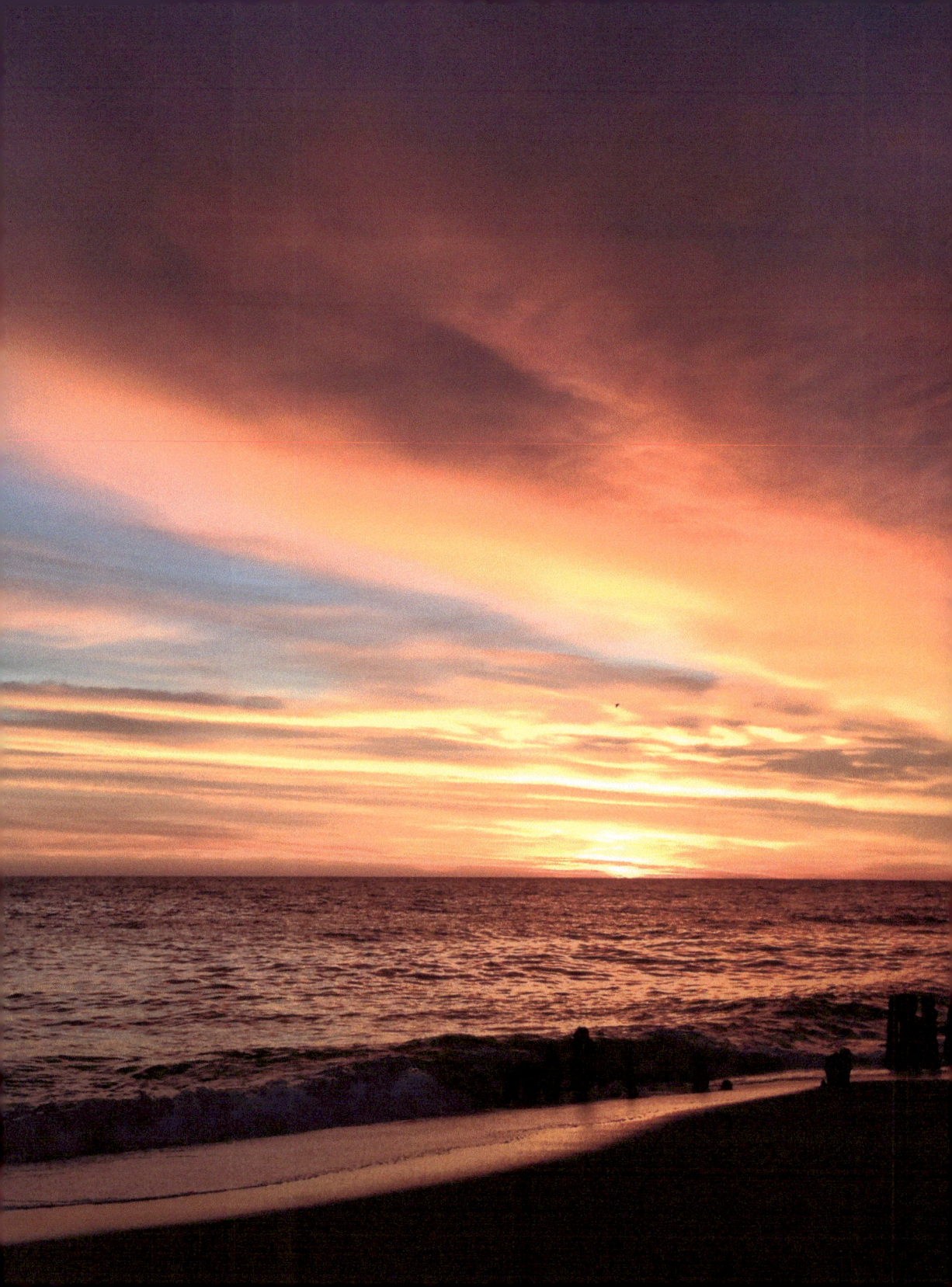

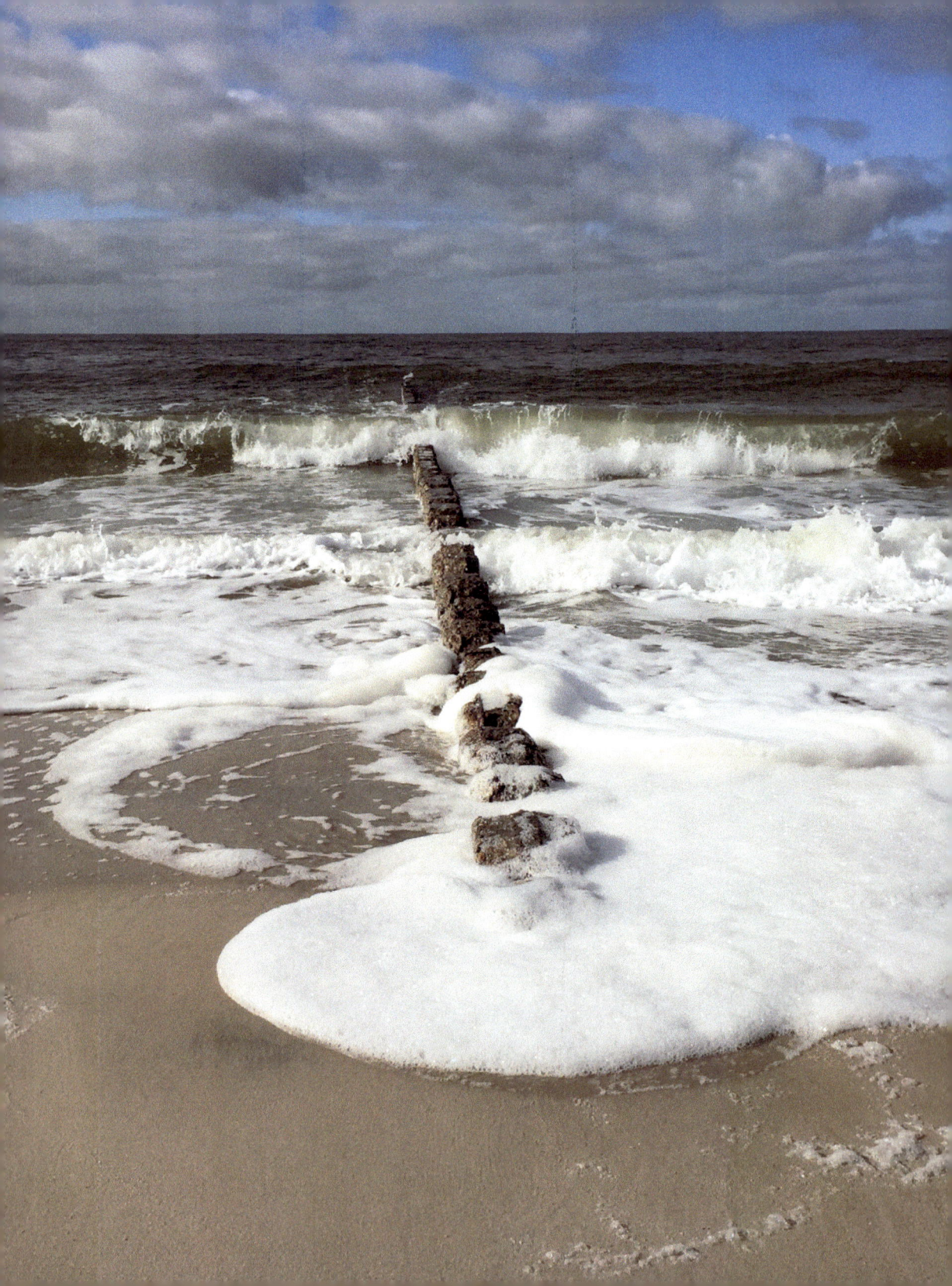

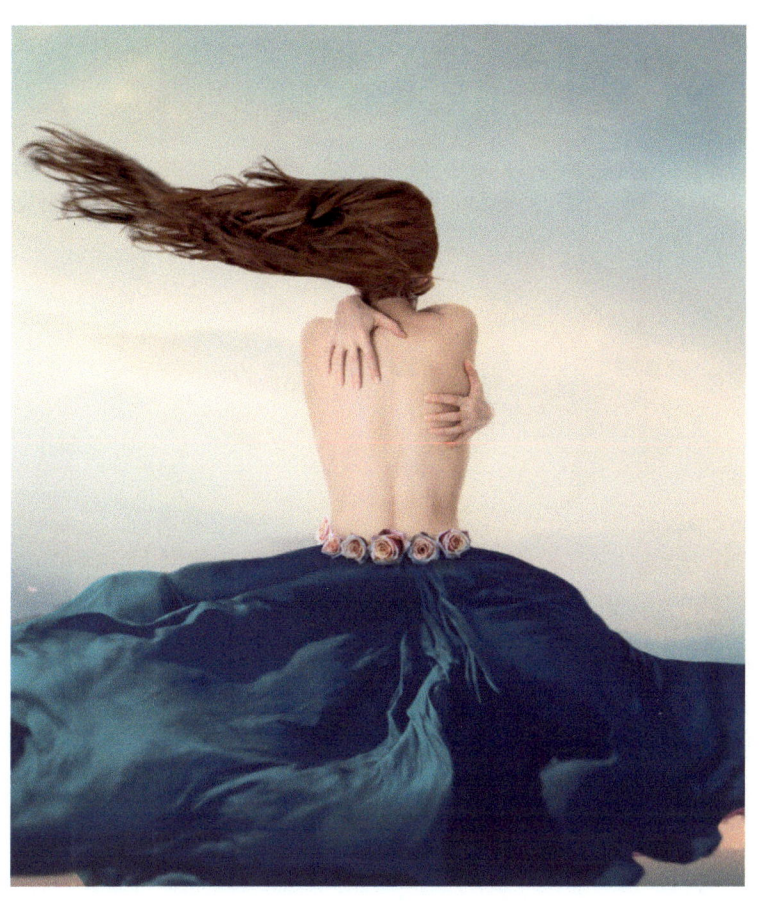

Verhalte dich wie der Mensch,
der du sein möchtest.

Wer möchtest du sein? Wie möchtest du sein?
Verhalte und fühle dich schon heute so. Mach dir selber
Komplimente für das, was du gut machst. Schenke dir eine
Umarmung. Liebe dich so wie du bist.

Du bist toll - ganz so wie du bist.

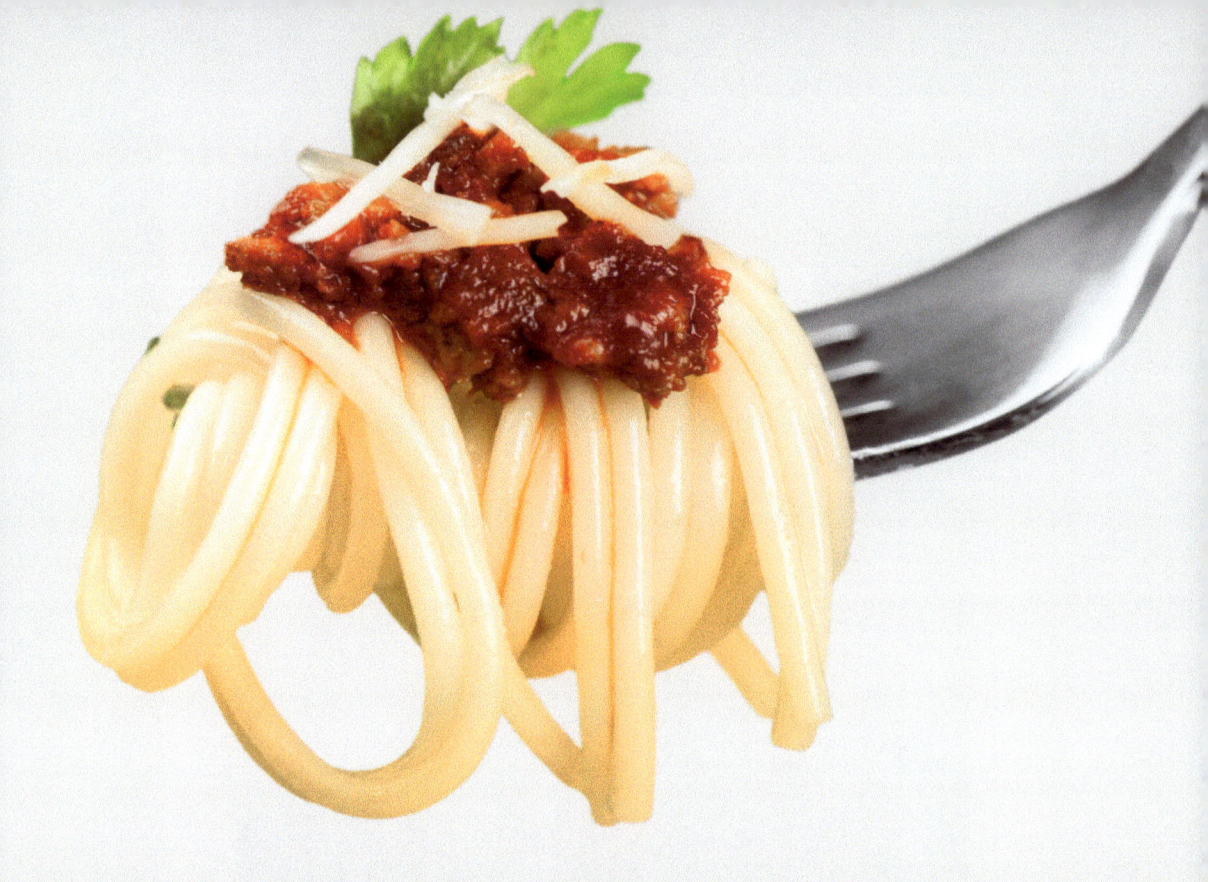

Mach dir lieber Spaghetti anstelle von Sorgen...

Spruch - Verfasser unbekannt

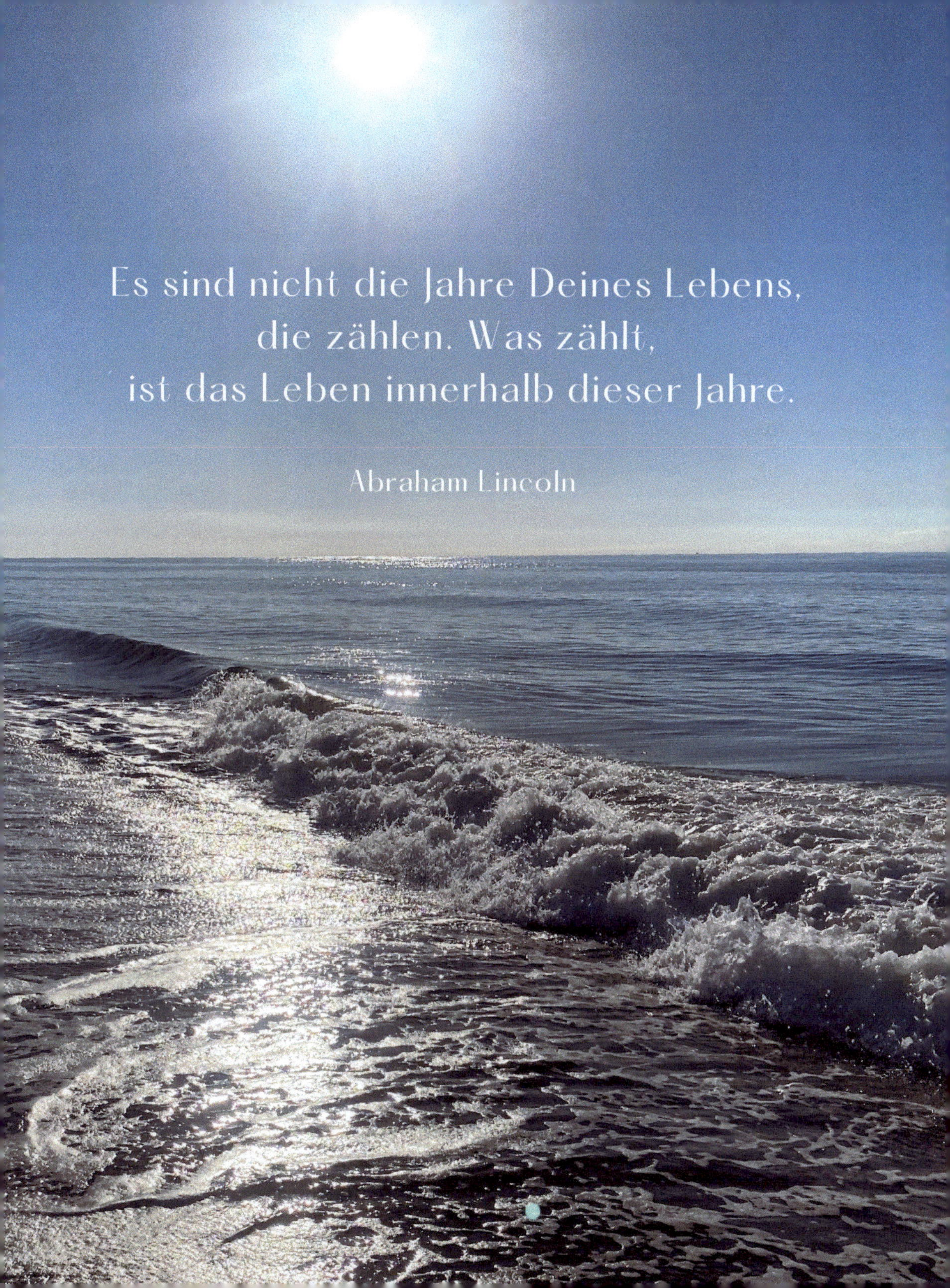

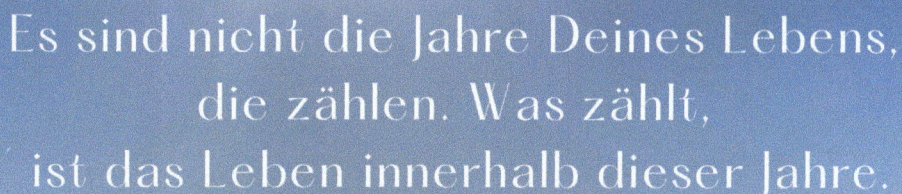

Es sind nicht die Jahre Deines Lebens,
die zählen. Was zählt,
ist das Leben innerhalb dieser Jahre.

Abraham Lincoln

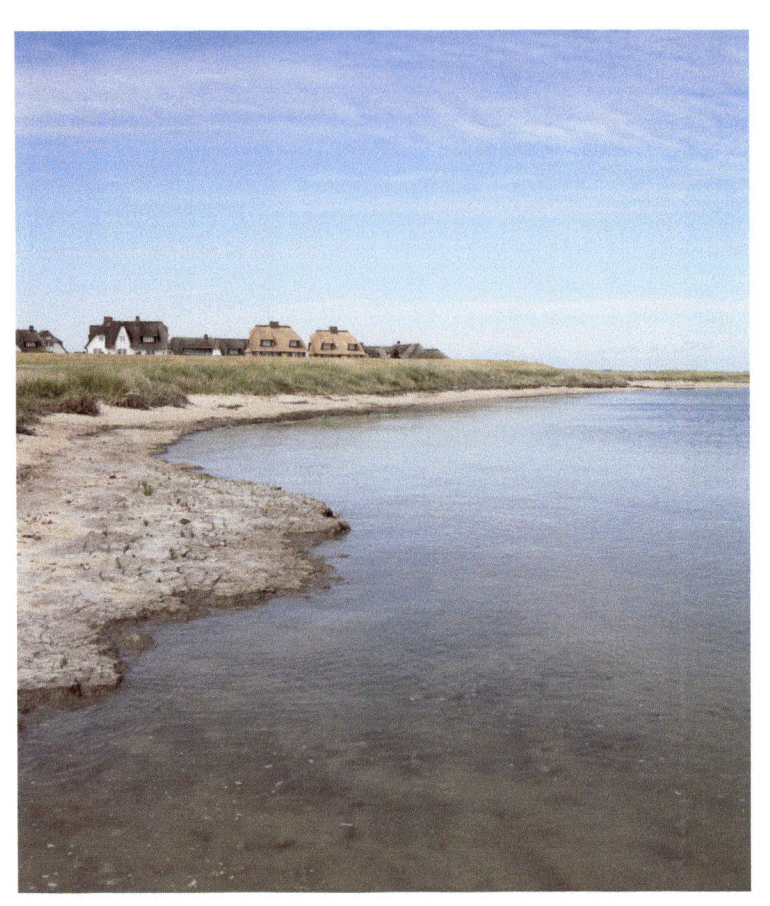

*Wir sehen nicht das, was wir sehen,
sondern das, was wir wissen.*

chinesiches Sprichwort

*Wenn du schwanger bist, siehst du überall schwangere
Frauen. Wenn du ein grünes Auto fährst, fallen dir grüne
Autos ins Auge. Wir nehmen vor allem das wahr, was in
unser eigenes "Konzept" passt. Alles andere wird
ausgeblendet. Durchbreche dein eigenes "Konzept" und öffne
dich für Möglichkeiten...*

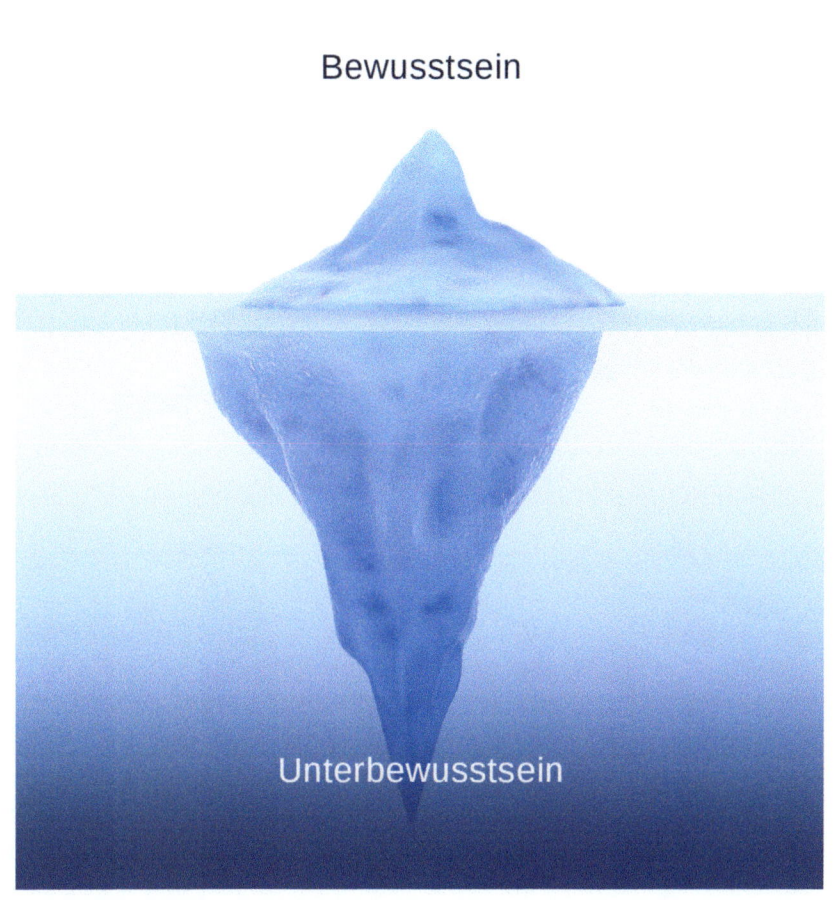

Bewusstsein

Unterbewusstsein

Wusstest du, dass unser Bewusstsein / unser Verstand um ein vielfaches kleiner ist als unser Unterbewusstsein? Vergleichbar mit einem Eisberg. Das meiste ist unterhalb der Oberfläche.

In unserem Unterbewusstsein sind alle unsere Glaubenssätze, emotionale und kreative Erfahrungen. Die steuern unser Verhalten.

Das bedeutet, wirkliche Veränderungen in deinem Leben erreichst du, wenn du anfängst, dein unbewusstes Handeln zu erkennen und bestenfalls zu beeinflussen.

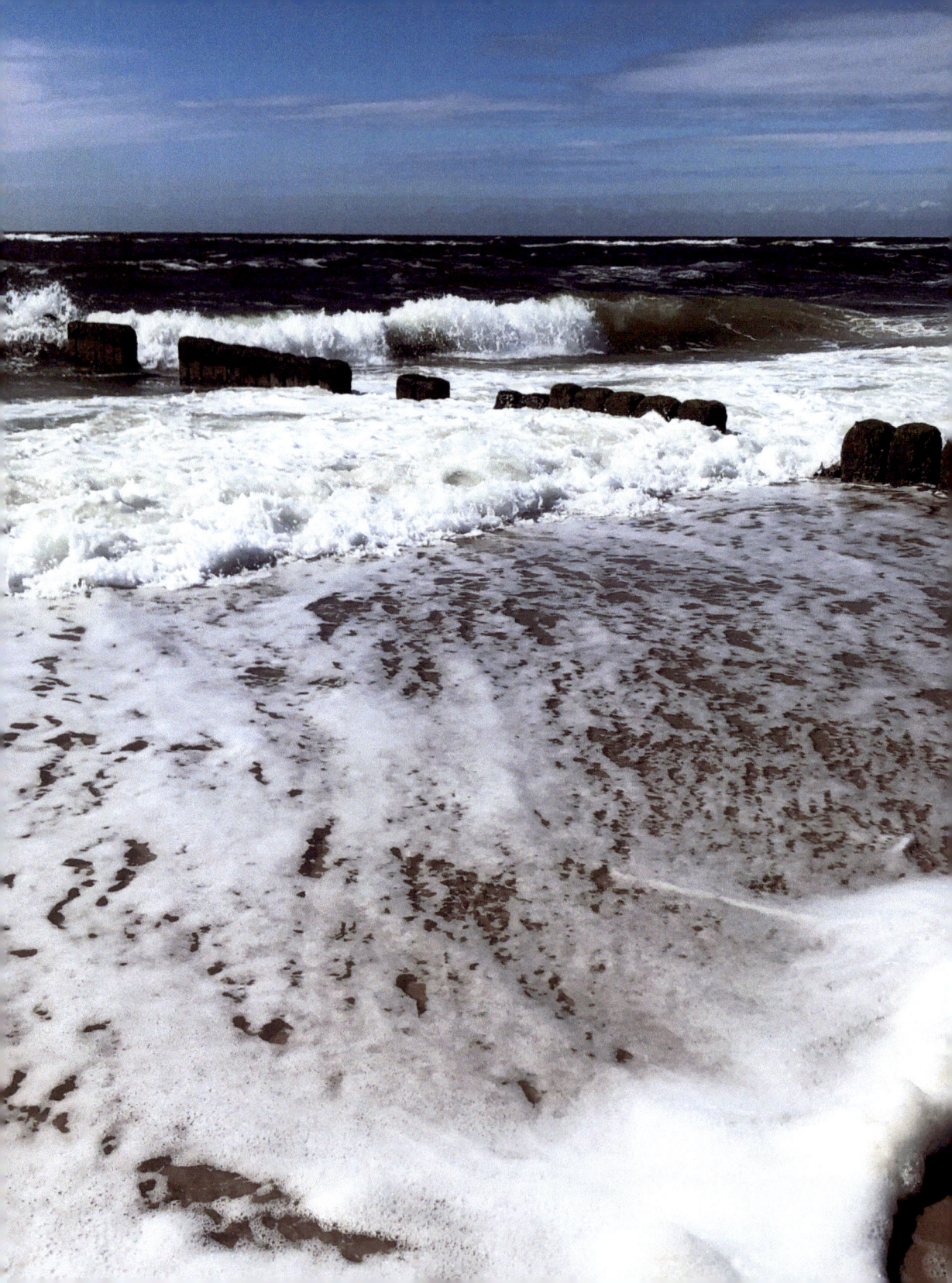

Mein Sylt Moment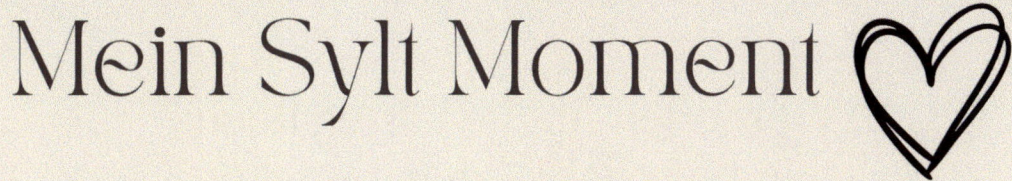

Ich habe unendlich viele Sylt Momente. Einige davon möchte ich mit dir teilen:

- Am Deich spazieren gehen.
- Nackt ins Meer springen.
- Barfuß im Flutsaum laufen.
- Sonnenuntergänge schauen.
- Schweinswale entdecken.
- Die ziehenden Wolken beobachten.
- Schafen, Greifvögeln und Rehen zusehen.
- Die Schmetterlinge auf den Blumen betrachten.
- Die besondere Luft bewusst und intensiv einatmen.
- ... und vieles mehr ...

Einiges davon lässt sich überall machen. Waldbaden ist toll, Wolken und Sonnenuntergänge sind überall schön. Lass dich nicht davon abhalten, dass du in der Stadt oder auf dem Land lebst. Überall ist es schön, wenn du die Schönheit sehen kannst ...

Tipp: Übe dich darin, etwas besonderes wahrzunehmen!

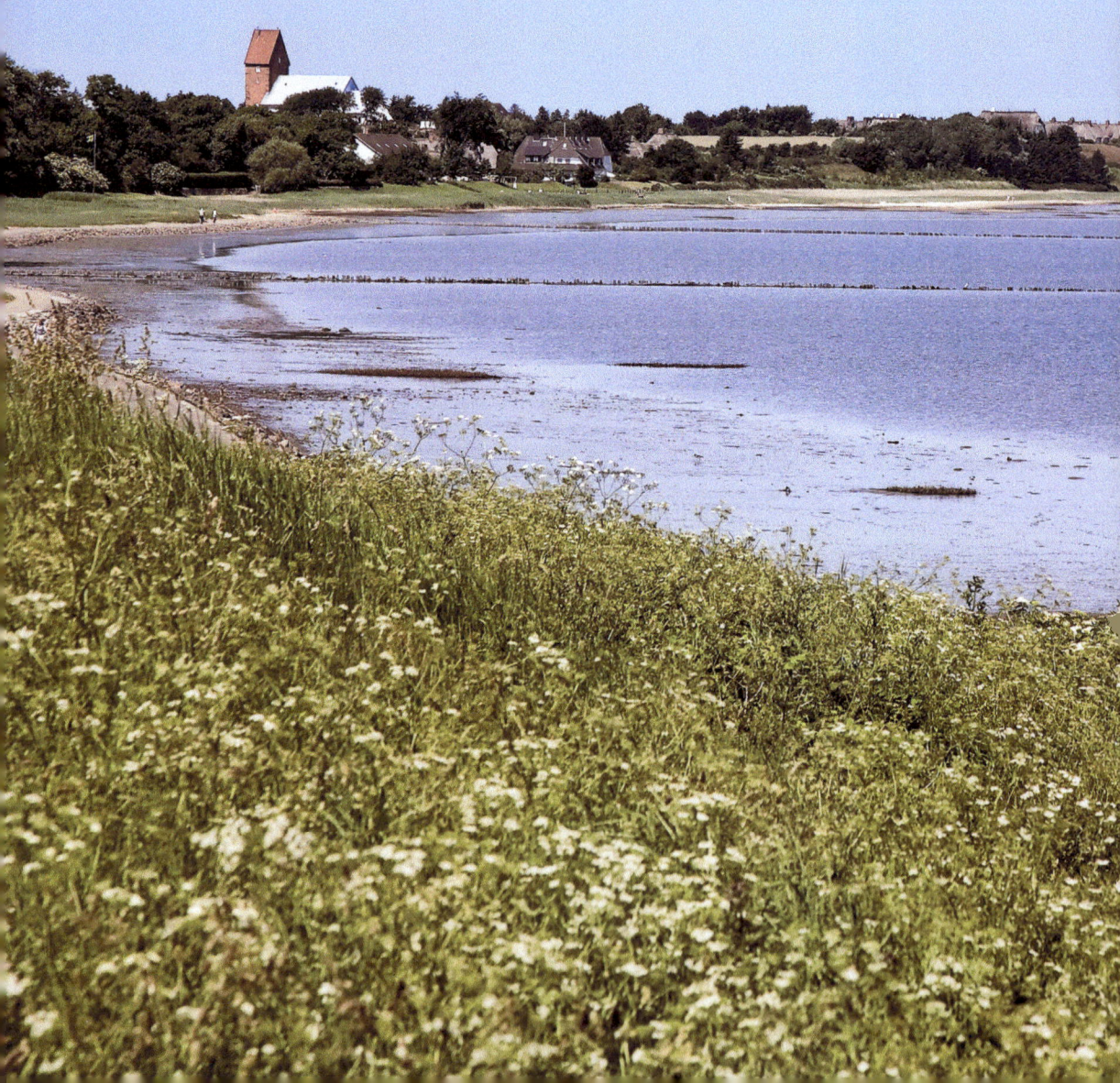

Wer jeden Abend sagen kann:
„Ich habe gelebt", dem bringt jeder
Morgen einen neuen Gewinn.

Seneca

Dein Sylt Moment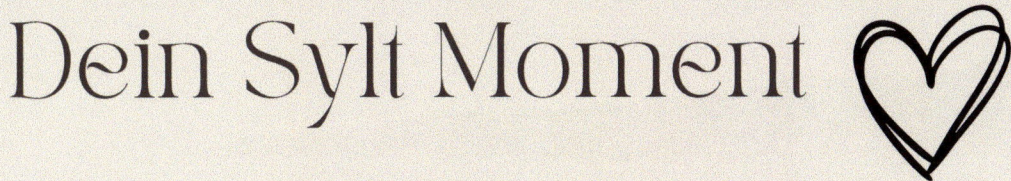

Was ist dein persönlicher Sylt Moment?

Falls du noch nie auf Sylt warst ... Was ist dein schönster
Urlaubsmoment? An was erinnerst du dich besonders gern?

....

....

....

....

....

....

....

....

....

....

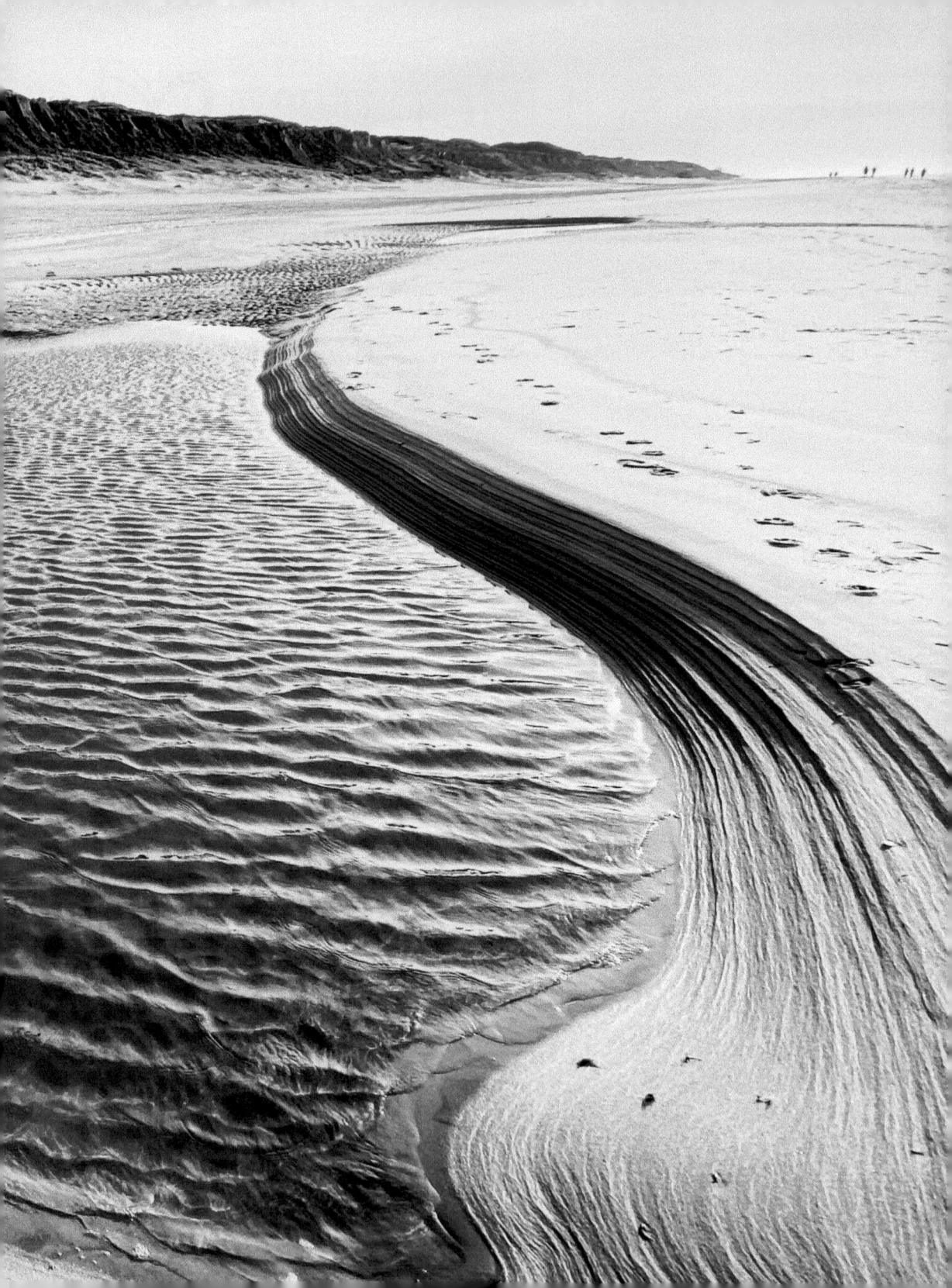

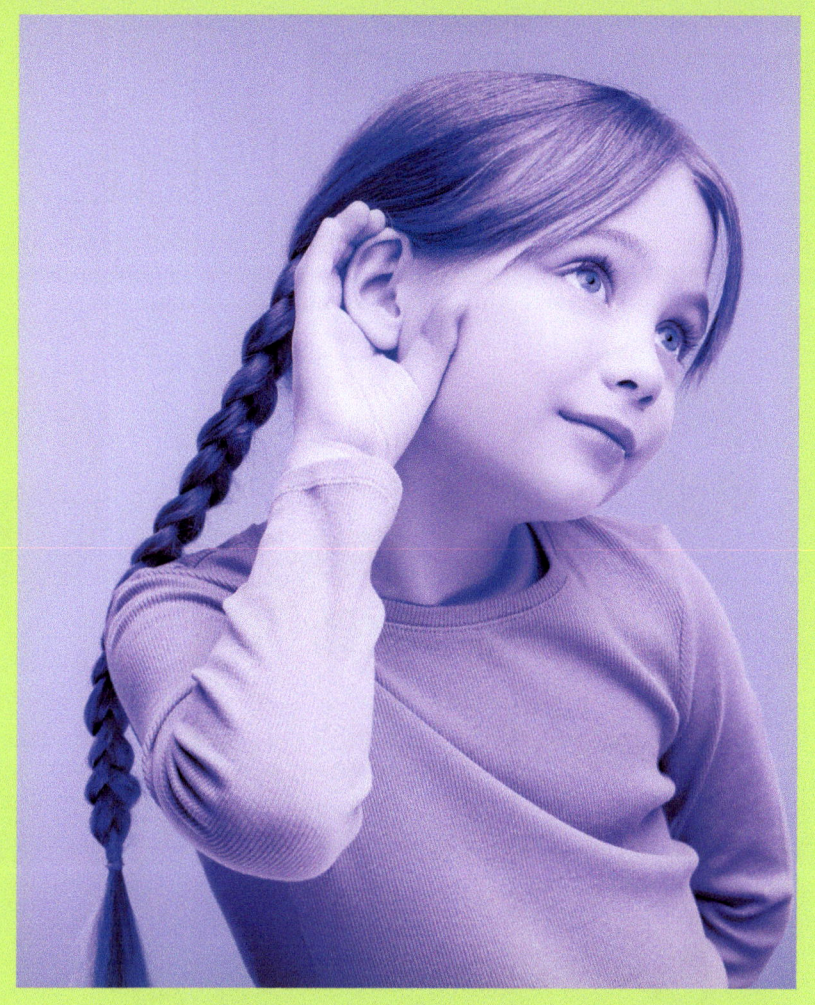

WENN DU SPRICHST, WIEDERHOLST DU NUR, WAS DU SCHON WEISST.

WENN DU ABER ZUHÖRST, KANNST DU NEUES LERNEN.

Dalai Lama

FÜLLE DEINE EIGENE

SCHATZTRUHE

Suche dir eine schöne Box und sammle dort alle lieb gewonnenen Dinge.
Ergänze sie mit schönen Notizen, mit Komplimenten, die dir gemacht wurden
o.ä.. Schreibe deine Stärken auf kleine Zettel und lege sie dazu.

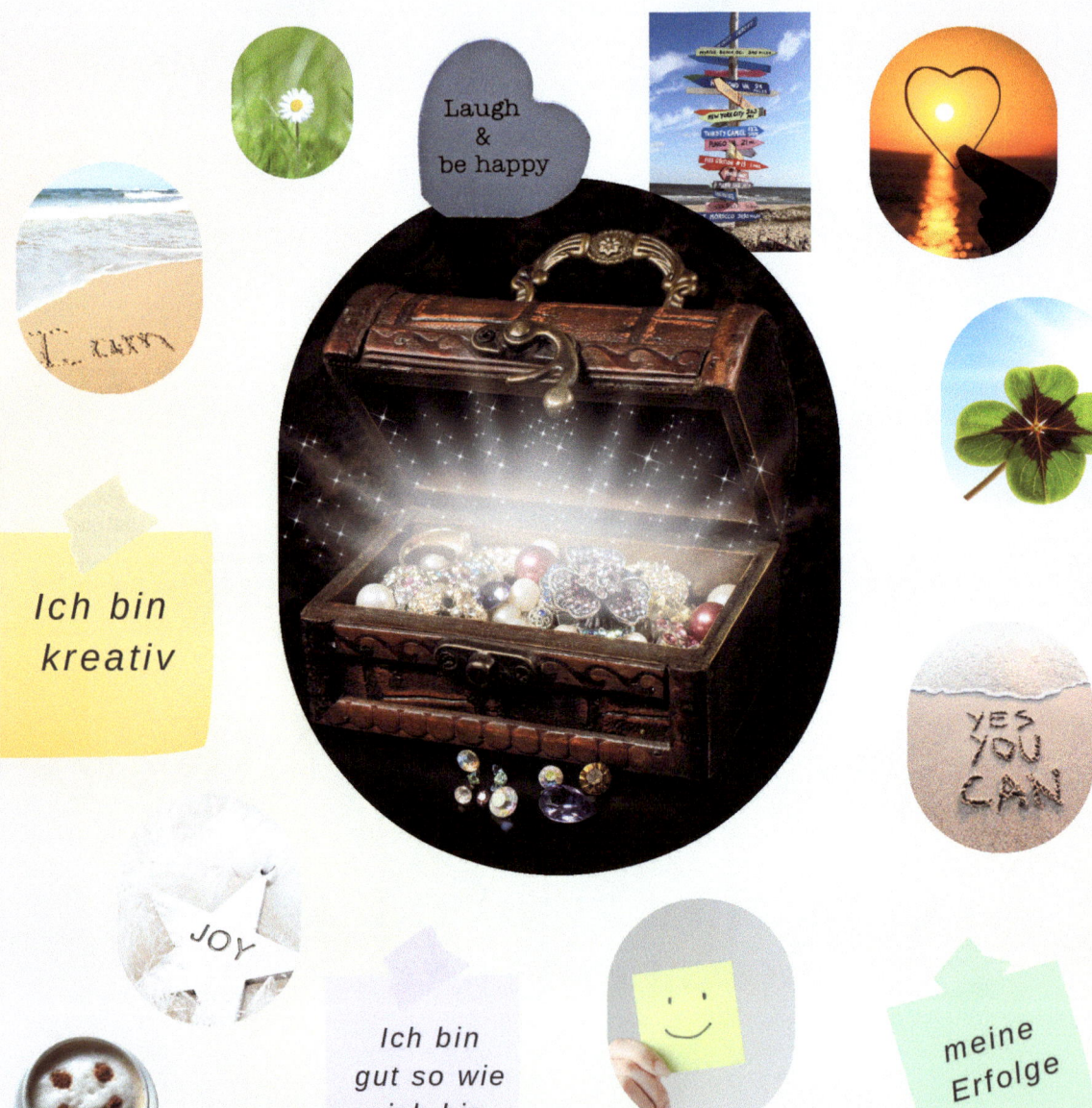

FÜLLE DEINE EIGENE
SCHATZTRUHE

Nutze diese Seite für ein paar Notizen ... Was sind deine Schätze?

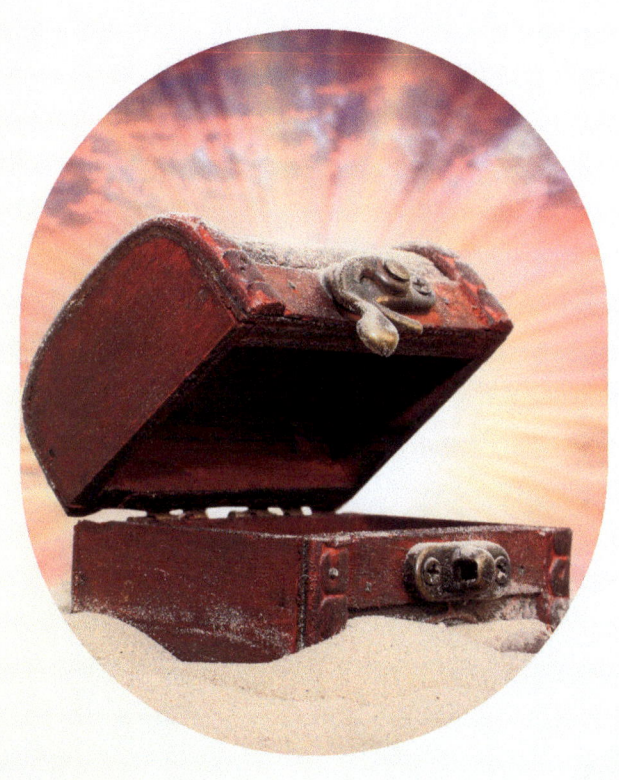

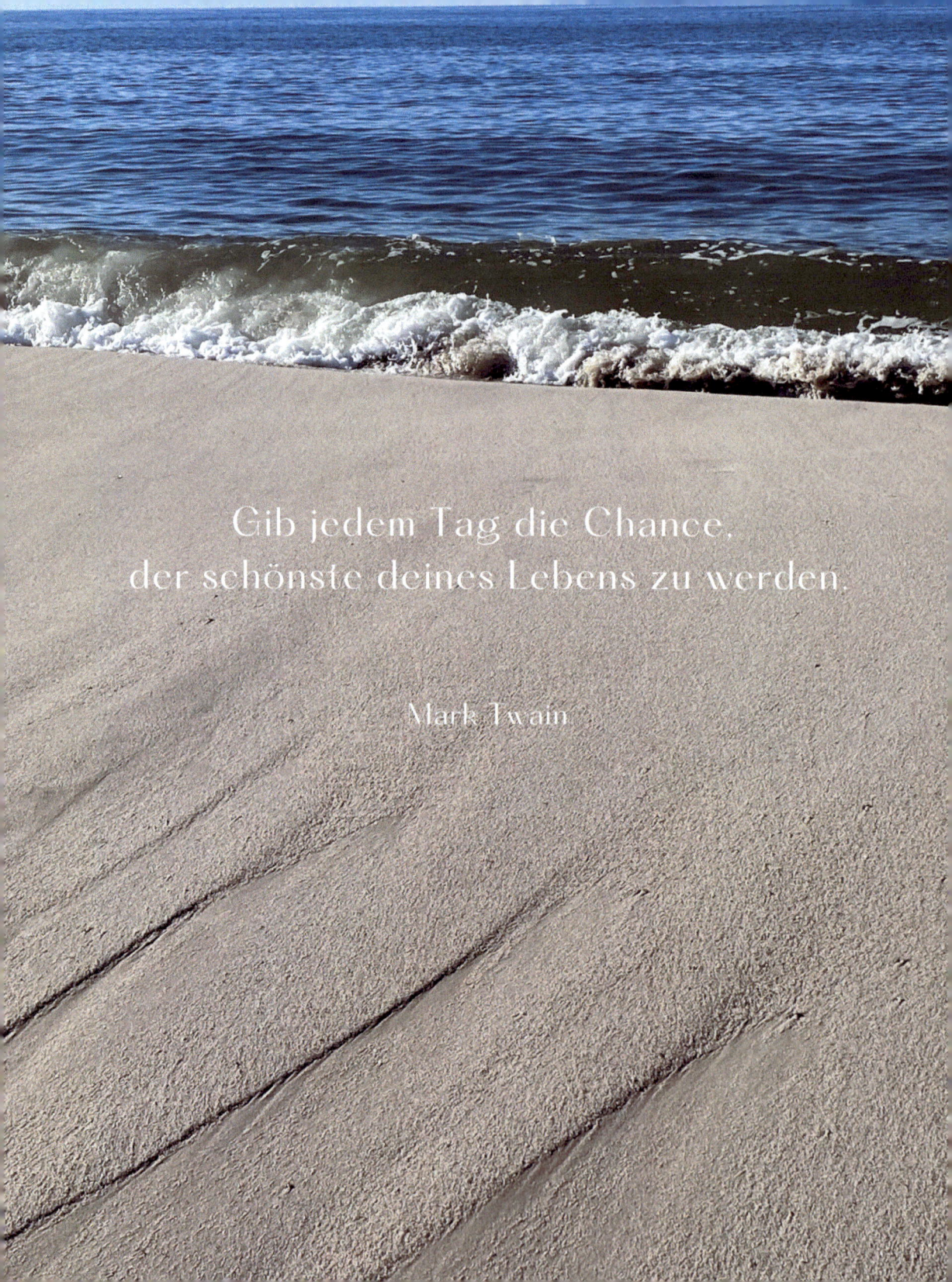

Gib jedem Tag die Chance,
der schönste deines Lebens zu werden.

Mark Twain

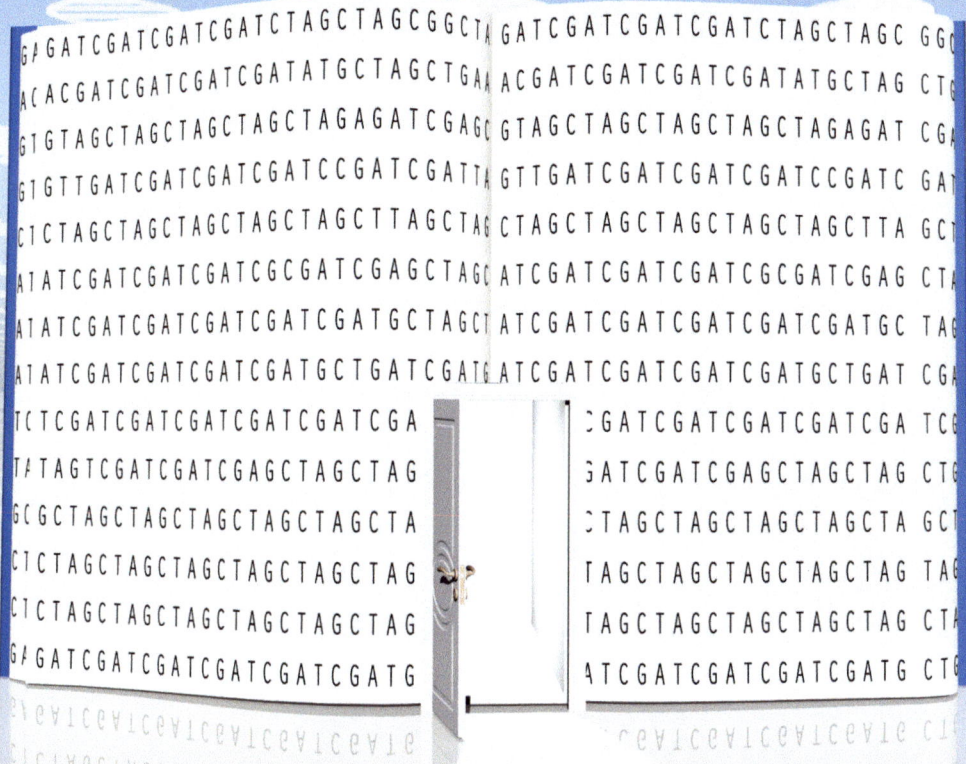

LEBENSBUCH

Stell die vor, jeder Tag, jeder Moment deines Lebens wird in einem Buch abgebildet. Wie würde dein eigenes Buch momentan aussehen?

Wie möchtest du, dass dein Buch aussieht? Lebe dein Leben so wie du es am Ende deiner Tage gern lesen möchtest...

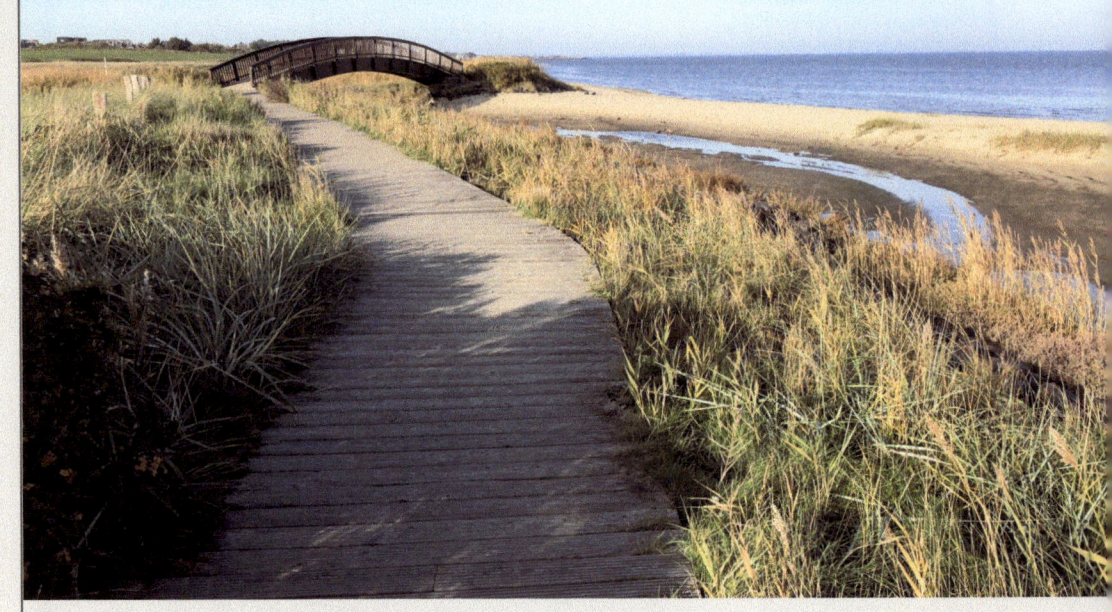

WER BIST DU, WENN DU NIEMAND SEIN MUSST?

Wer bin ich eigentlich, wenn ich niemand sein muss oder wenn ich gerade nicht kann, weil ich krank bin. Diese Frage habe ich mir gestellt und es war verdammt schwer. Wer sind wir denn, wenn wir nicht Mutter, Tochter, Schwester, fleißige Arbeitsbiene, brav, verständnisvoll ... sein müssen.

Stell dir mal diese Frage. Wer bist du?

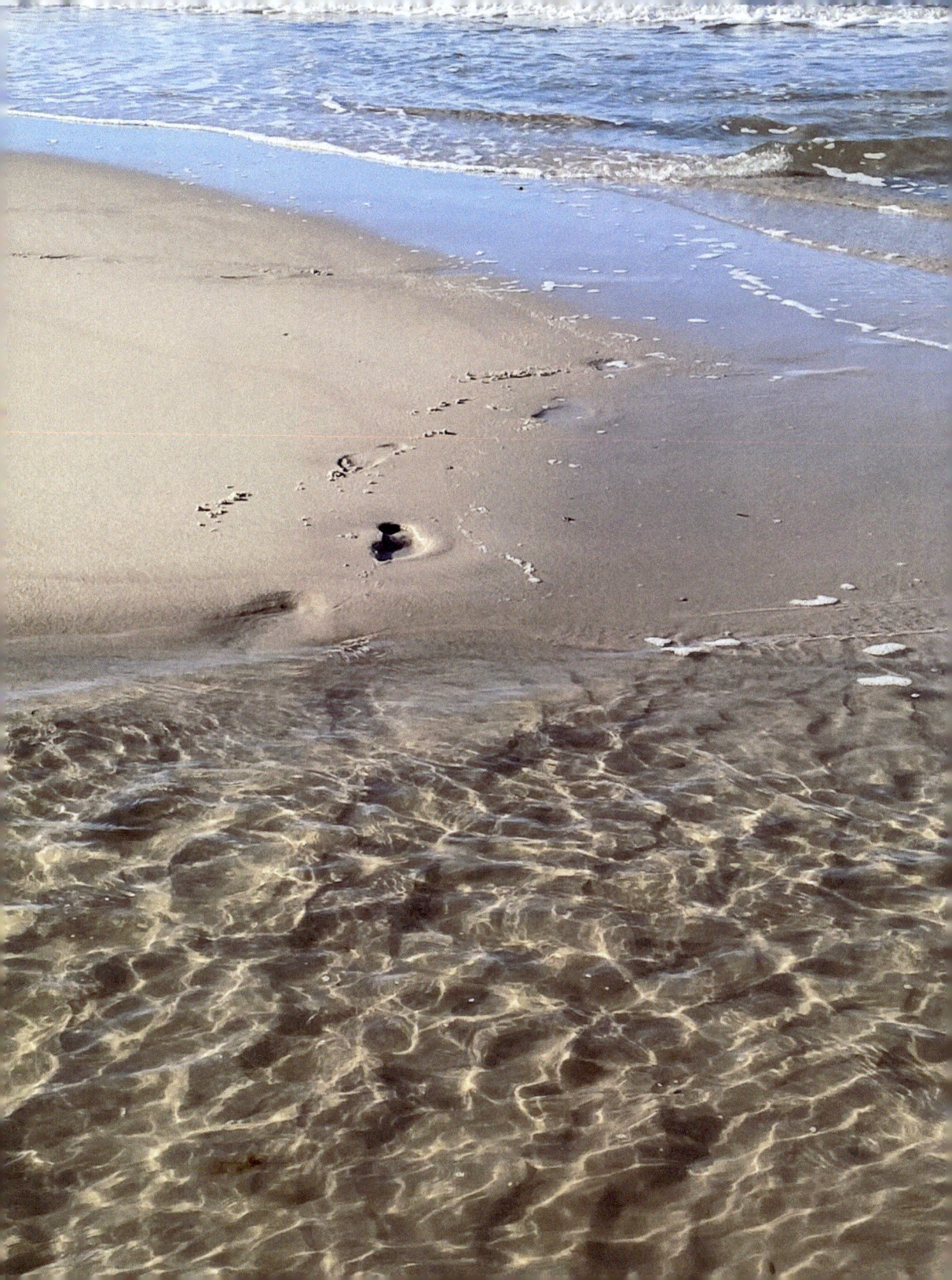

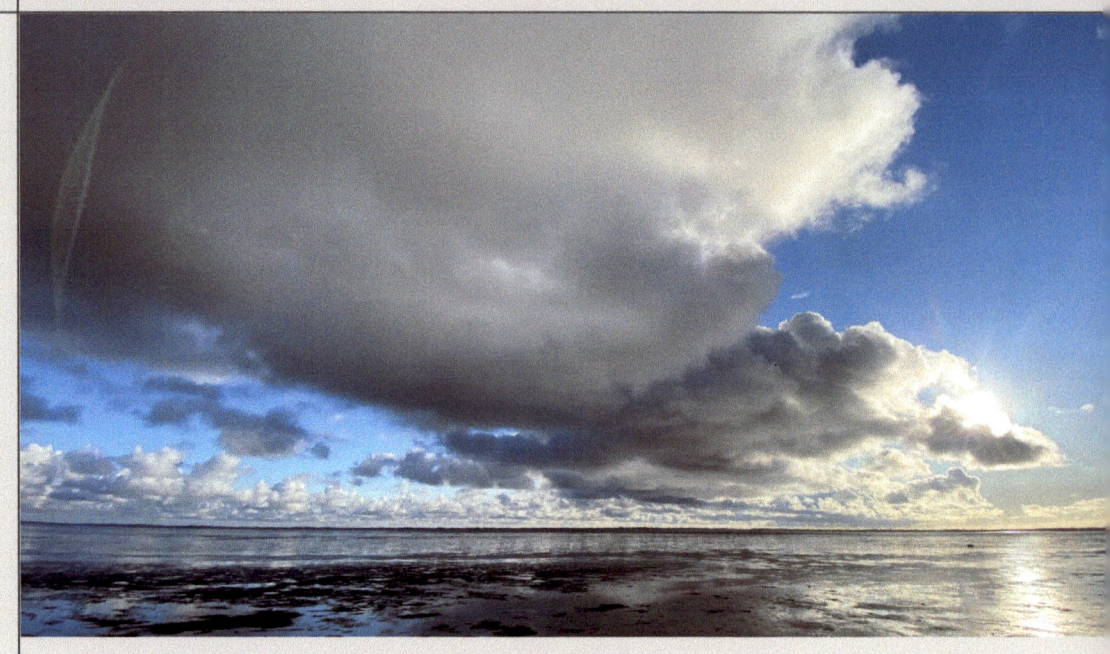

FEIERE DICH!
WERTSCHÄTZE DICH!
SEI GNÄDIG MIT DIR!

Gönne dir Zeit für dich. Schau auf deine Erfolge, schau wertschätzend auf dich selbst und erkenne an, was du geschafft hast.

Nimm dieses bestätigende Gefühl mit und fokussiere deine Ziele. Sei dein eigener Magnet dafür, wie du sein möchtest, wer du sein möchtest und was du erreichen möchtest. Sei gnädig mit dir! Feiere dich!

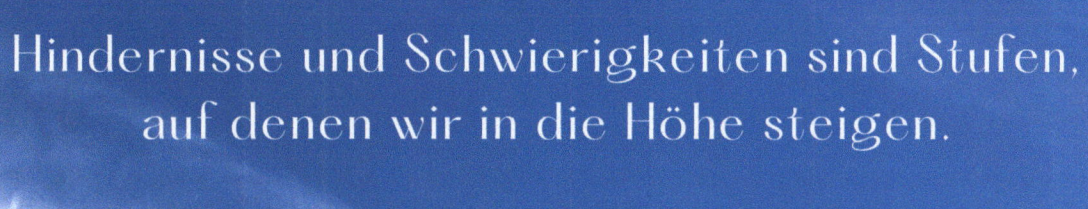

Hindernisse und Schwierigkeiten sind Stufen,
auf denen wir in die Höhe steigen.

Friedrich Nietzsche

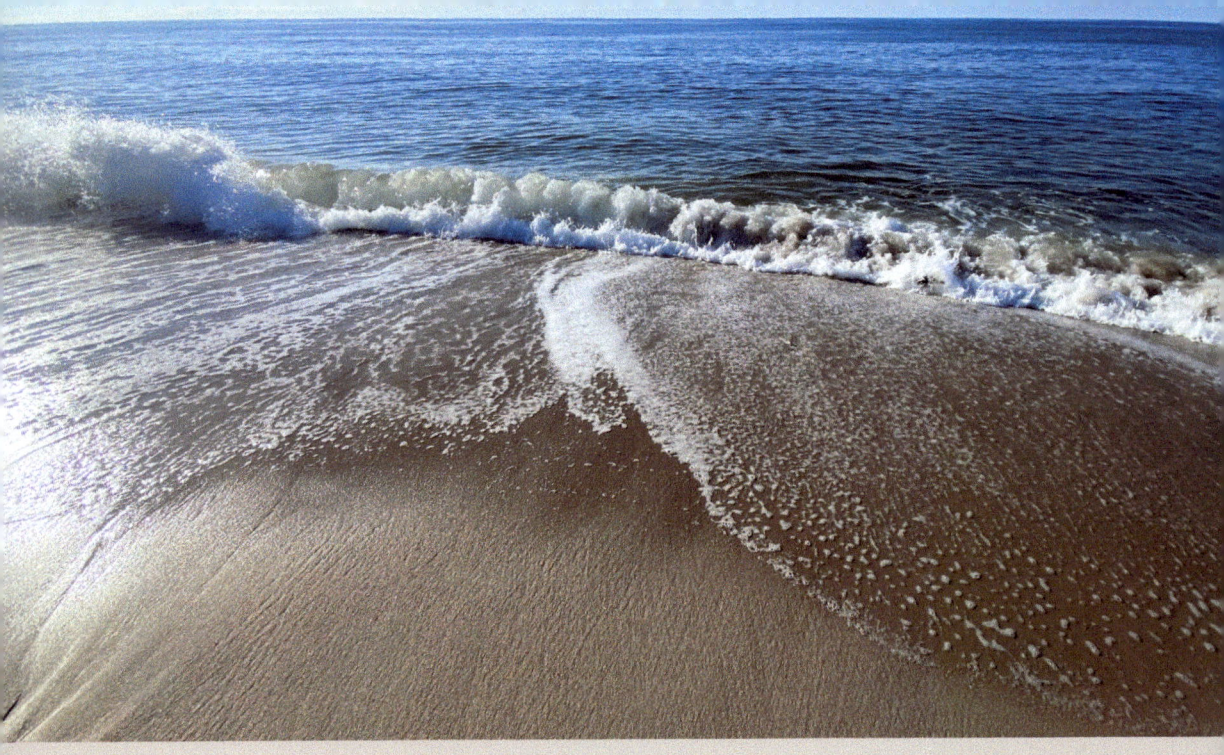

WIE SPRICHST DU MIT DIR?

Oft sind wir anderen gegenüber nett, großzügig und verzeihen das ein oder andere.

Aber wie ist es eigentlich mit uns selbst? Beobachte dich mal wie deine Gedanken sind. Bist du nett zu dir? Lobst du dich? Machst du dir selber Komplimente? Falls nein, fange damit an!

Tipp: Sage dir jeden Tag mindestens einmal etwas Nettes, lobe dich und wertschätze dich.

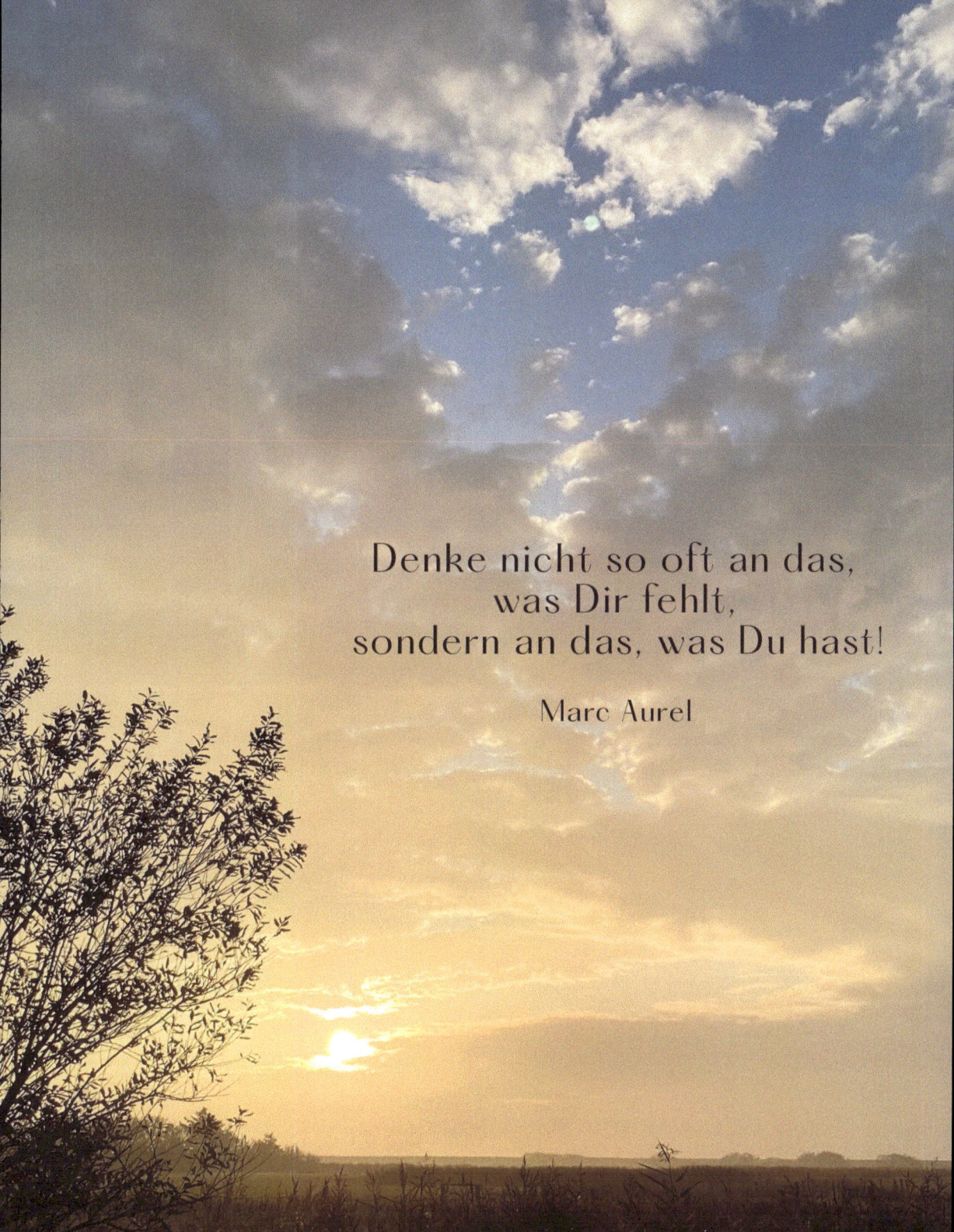

Denke nicht so oft an das,
was Dir fehlt,
sondern an das, was Du hast!

Marc Aurel

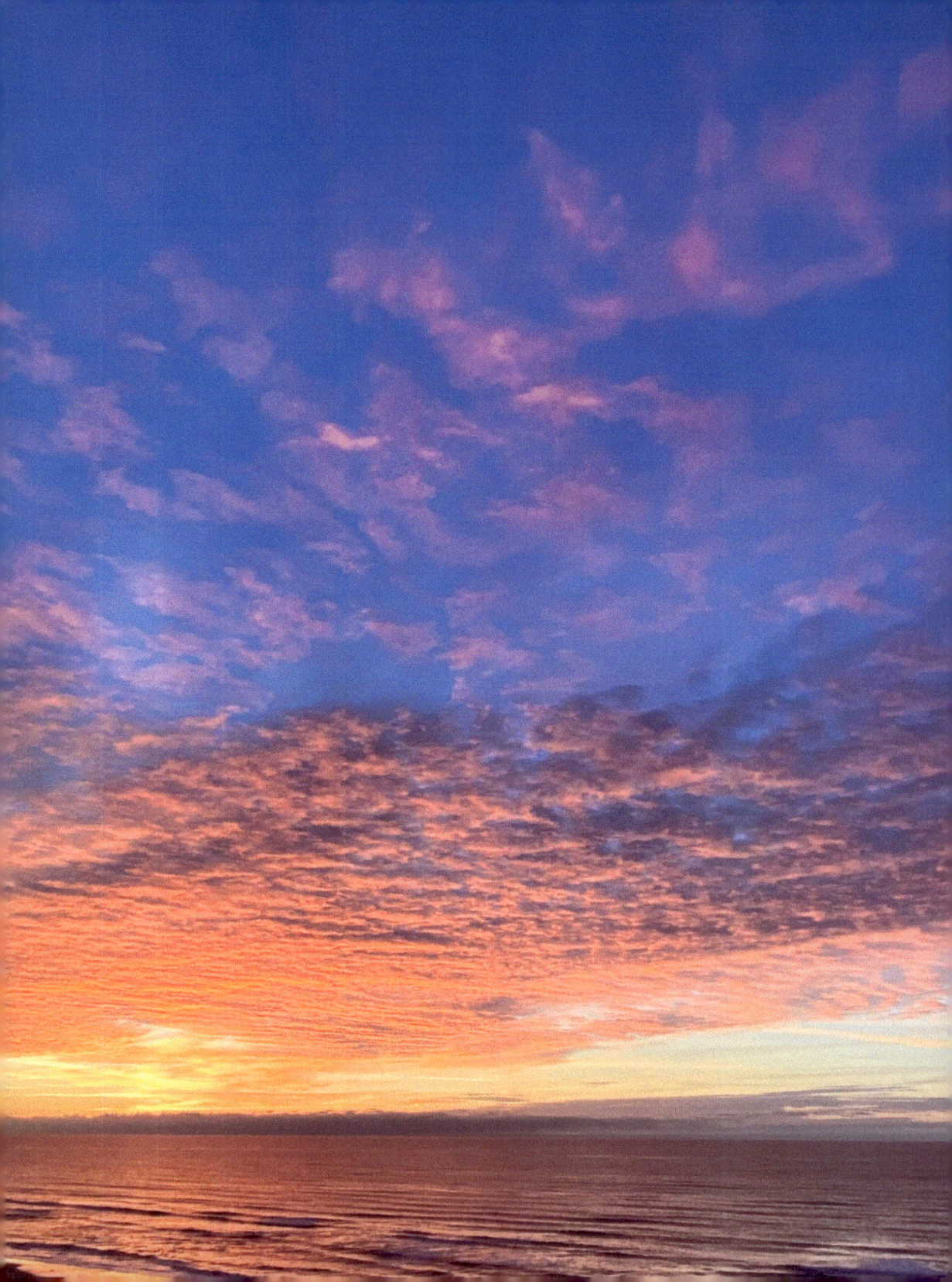

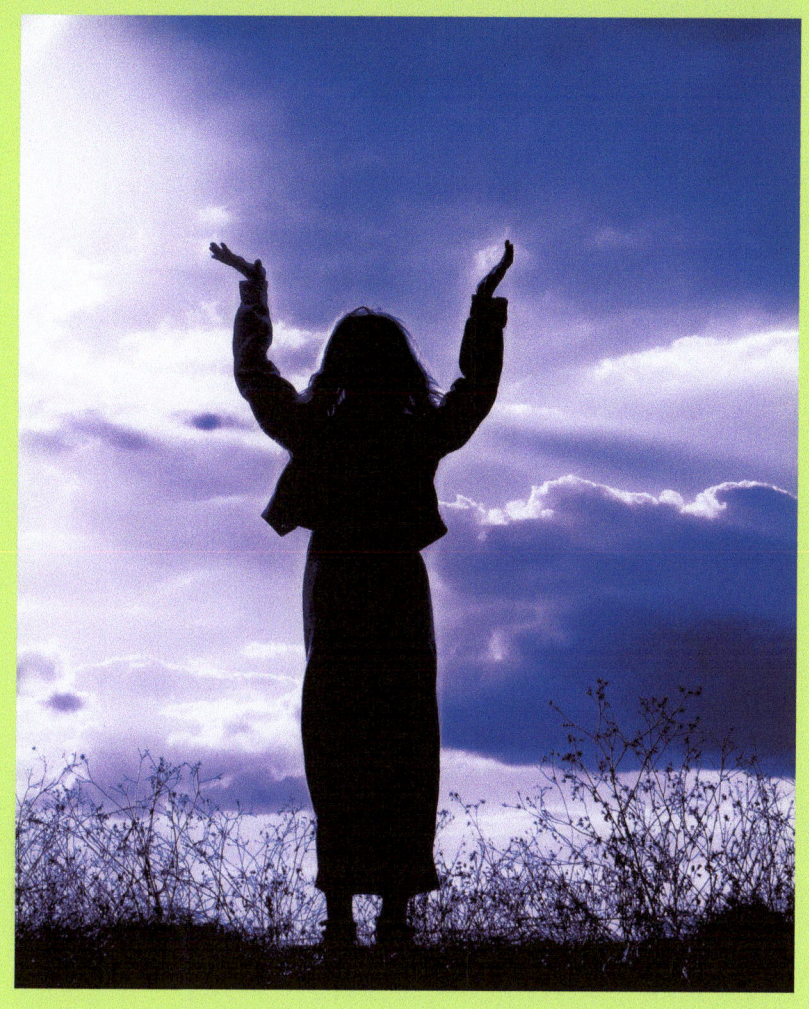

ALLE DINGE SIND MÖGLICH DEM, DER DA GLAUBT.

Die Bibel, Markus 9,23

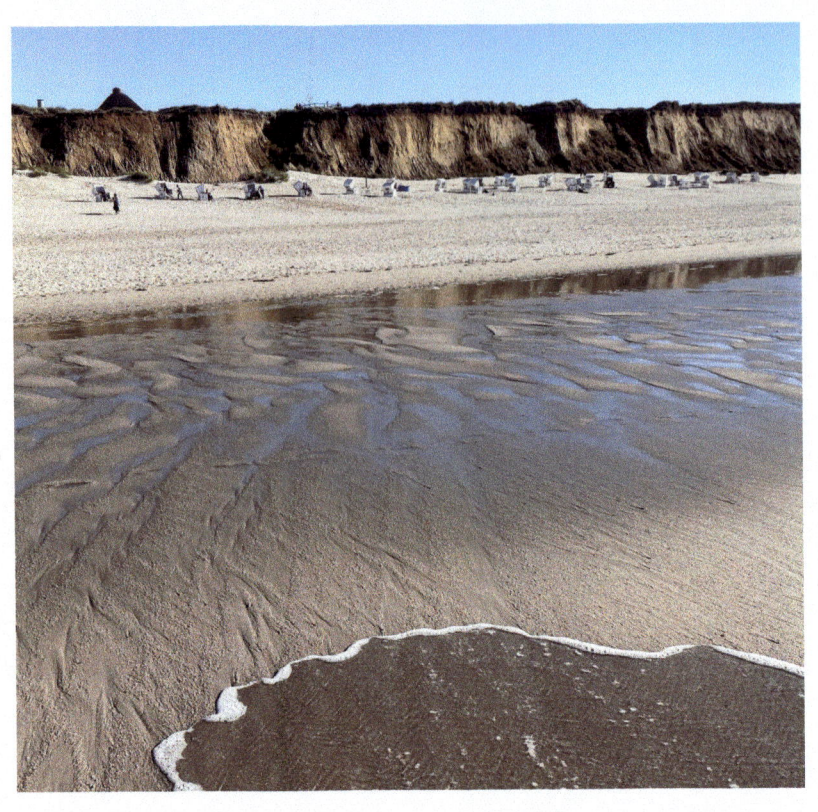

Wie ist das Gesamtbild?

Wir stecken oft in unserer Detailansicht und vergessen "das Große Ganze" bzw. das Gesamtbild.

Was, wenn wir aus unserer Situation herauszoomen und uns alles neutral ansehen. Wie würden wir in einem Jahr auf diesen Augenblick schauen. Wie würde eine andere Person darauf blicken? Was würde der Mensch tun, der wir gerne wären?

Wenn wir tief durchatmen, etwas Abstand bekommen und den Moment unterbrechen, sehen wir eventuell wieder klarer und distanzierter ...

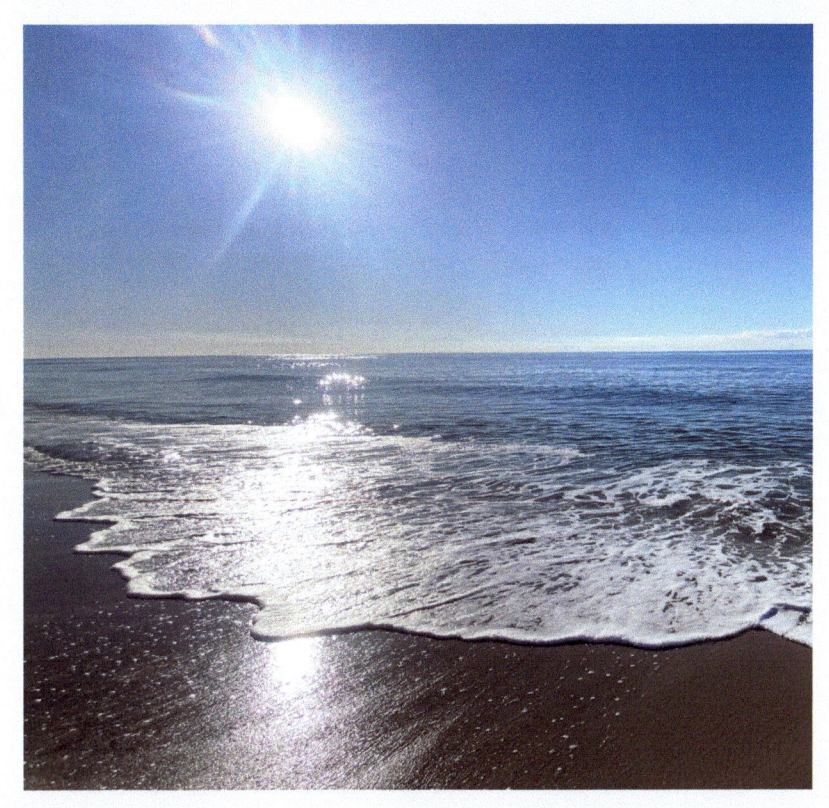

Opfer oder Verantwortung?

Bist du ein Opfer der Umstände oder übernimmst du Eigenverantwortung für dein Leben? Sind für dich "die anderen" Schuld an allem oder fragst du dich "was könnte die Situation mit mir zu tun haben"?

Wenn wir Opfer der Situation sind, geben wir die Macht über uns ab und können nur reagieren. Wenn wir aber die Situation akzeptieren und uns fragen, wie wir jetzt agieren können, dann handeln wir eigenverantwortlich. Wir sind machtvoll und haben wieder die Wahl, mit der aktuellen Situation umzugehen...

Was wählst du?

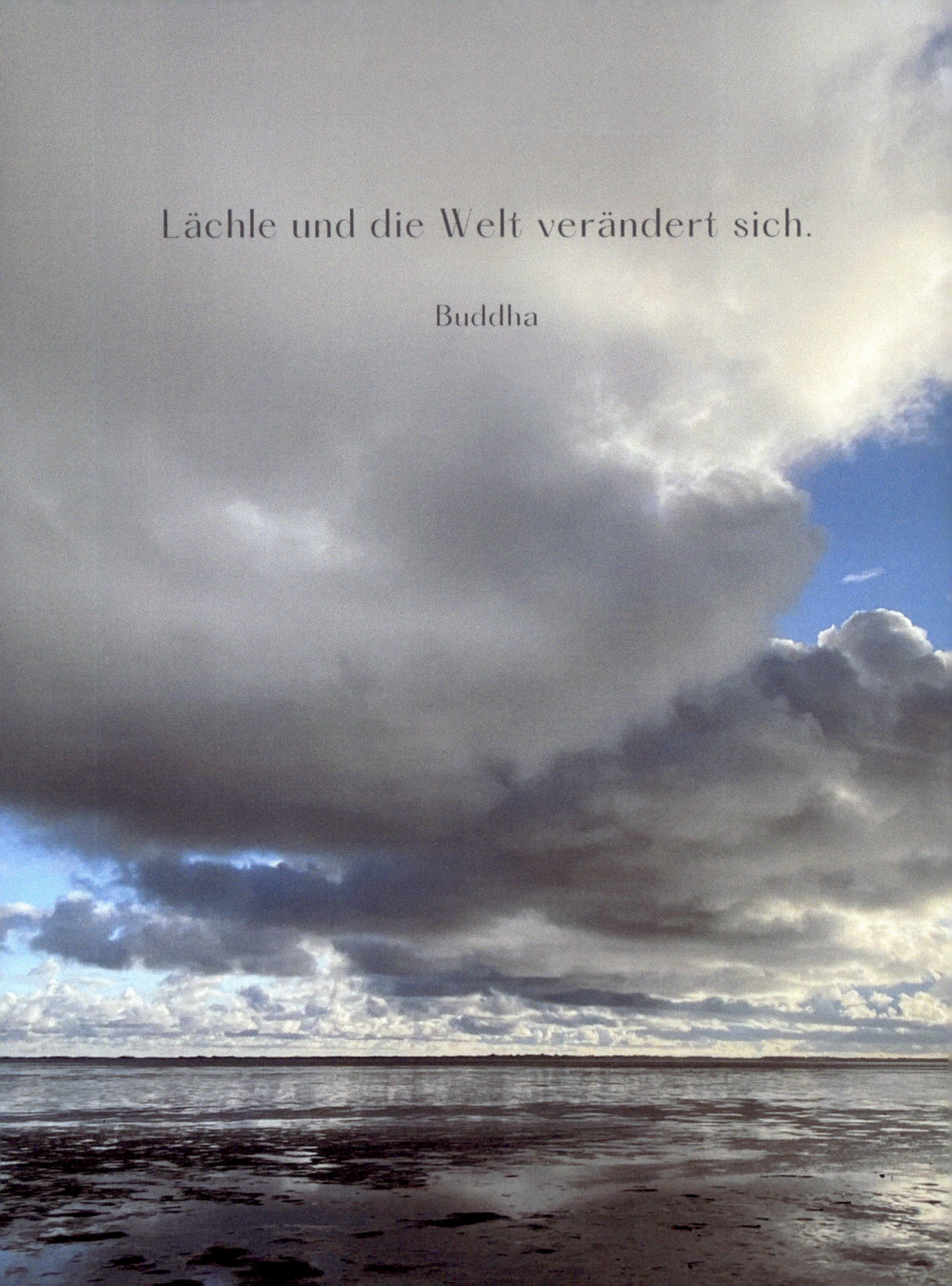

Lächle und die Welt verändert sich.

Buddha

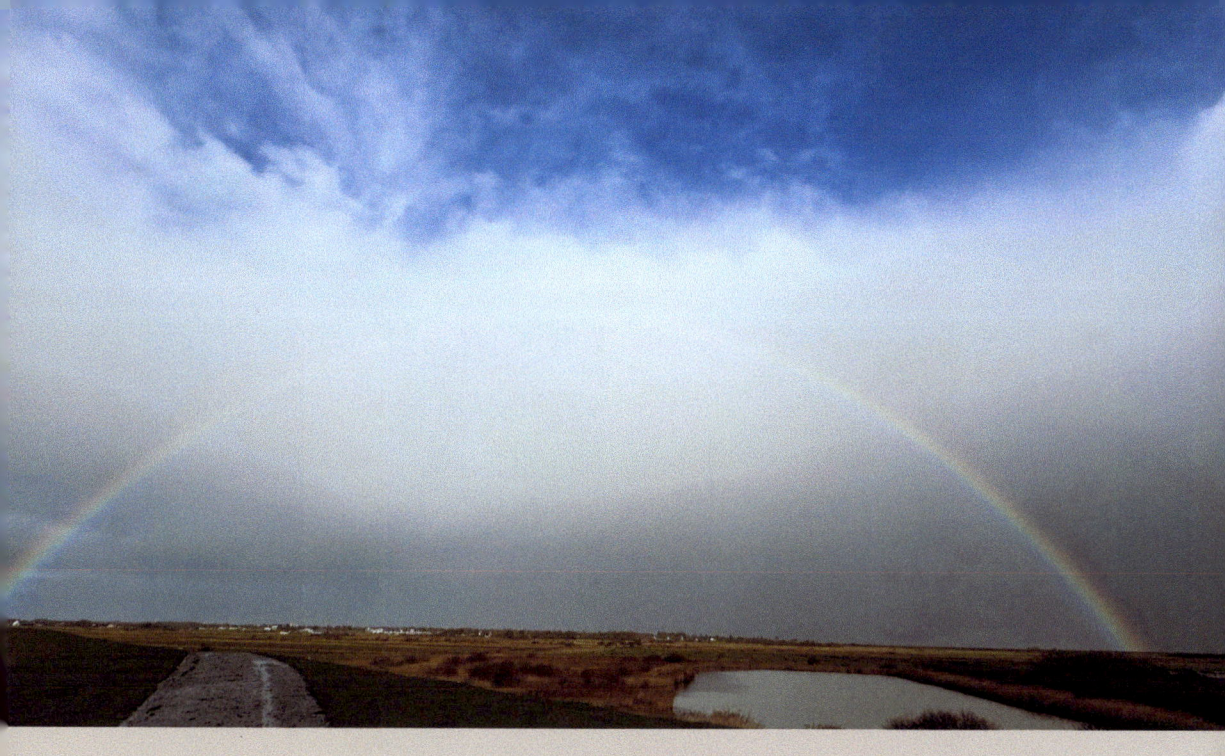

WOHIN SIEHST DU?

Stell dir vor, du läufst gegen Wind durch den Regen und freust dich eigentlich nur noch auf einen heißen Tee und trockene Kleidung...

...plötzlich bricht am Horizont der Himmel auf und du siehst ein Stück blauen Himmel. Die Sonne kommt raus und auf der anderen Seite ist einen Regenbogen.

Das Leben schenkt uns magische Momente - wir müssen "nur" hinsehen!

VISION BOARD

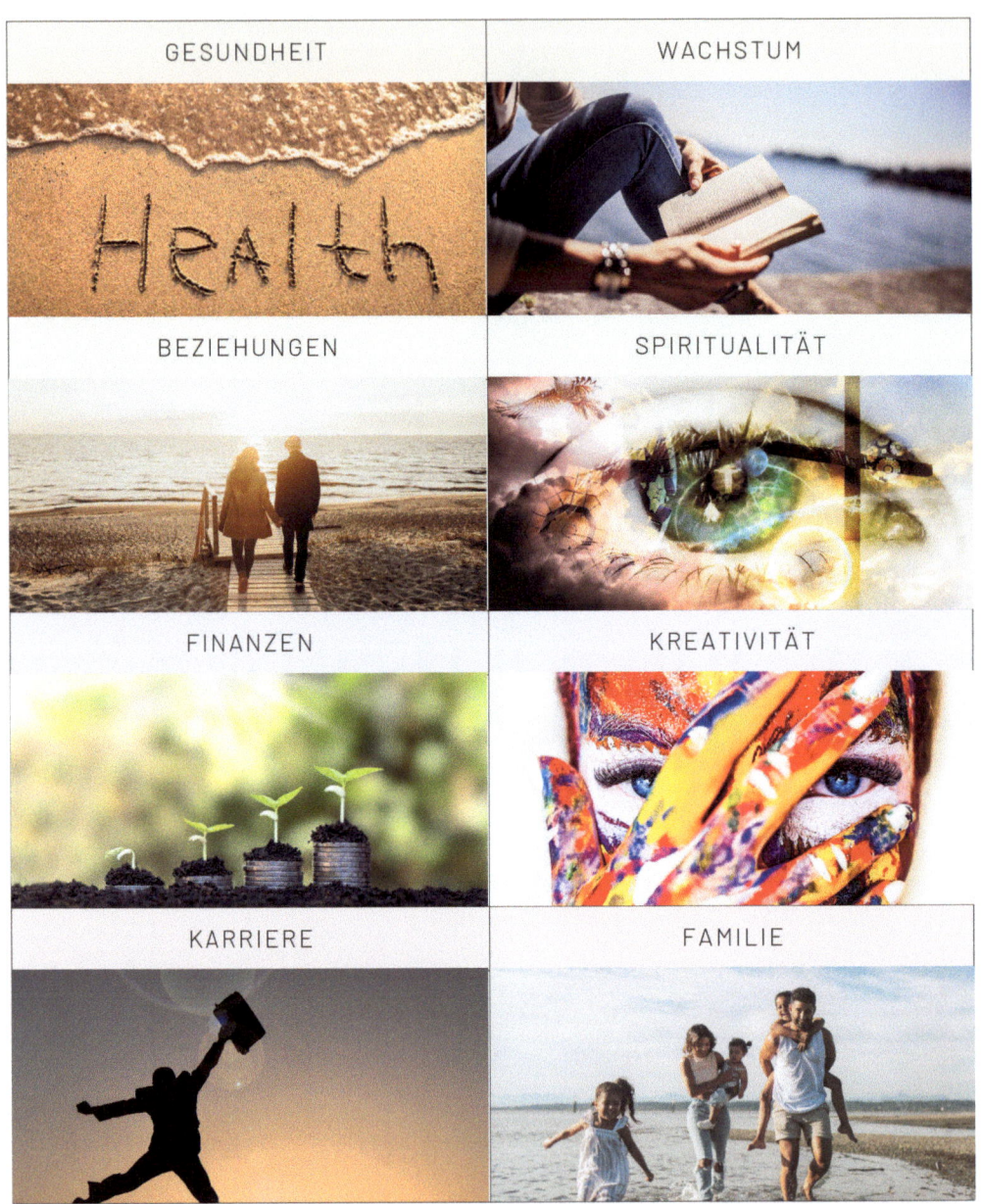

WO WILLST DU HIN? WAS IST DEINE VISION? ERSTELLE DEIN VISIONBOARD..

VISION BOARD

KLEBE ODER MALE DEINE EIGENEN IDEEN UND WÜNSCHE ...

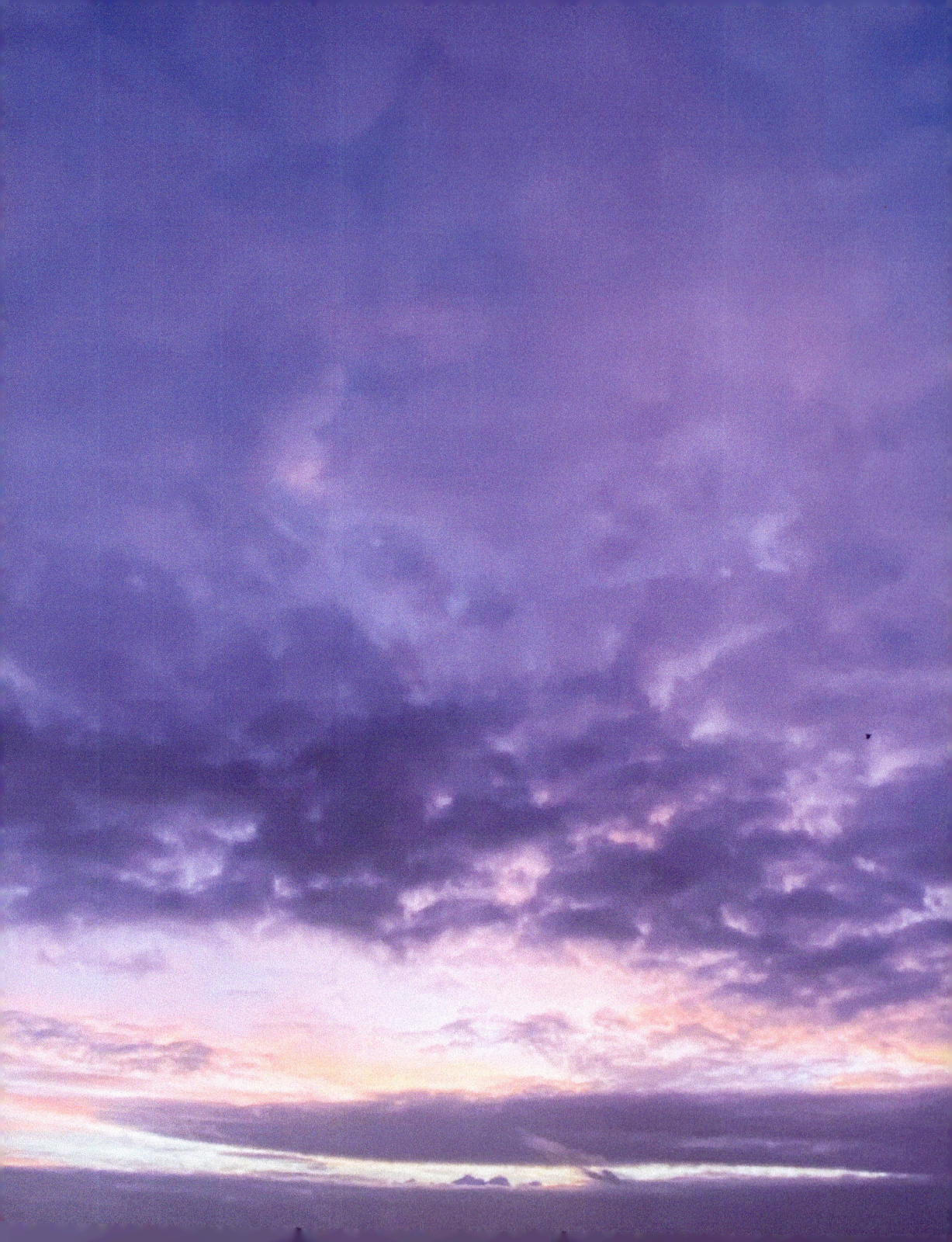

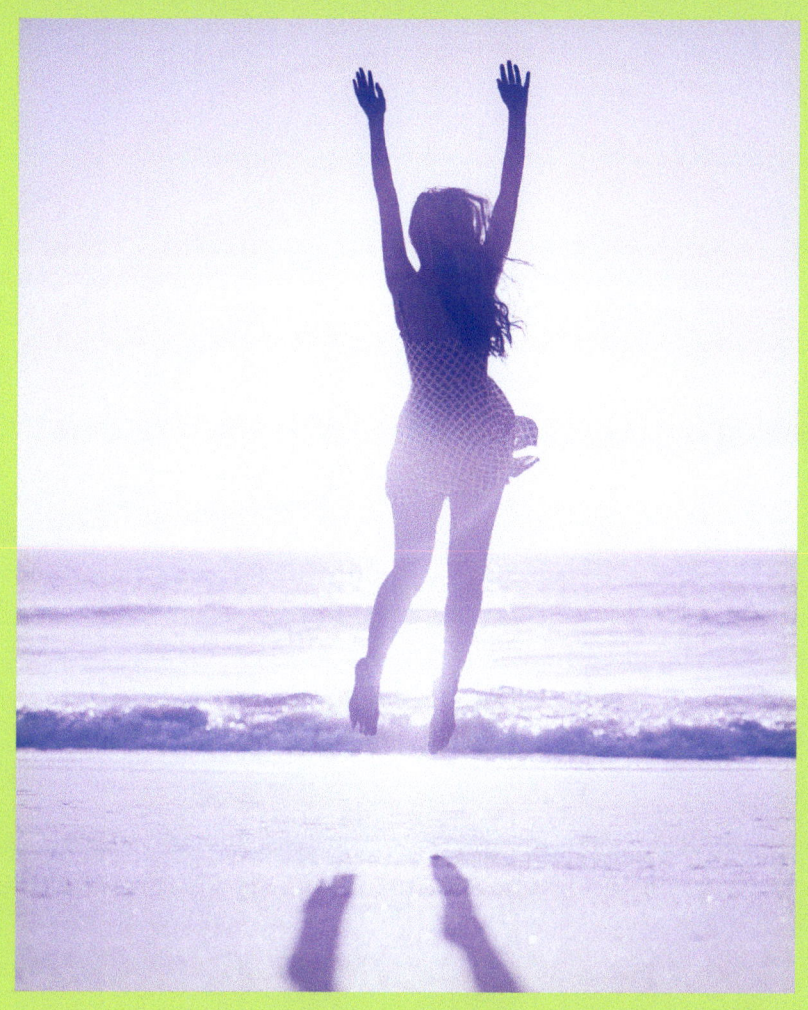

**AM ENDE WIRD ALLES GUT.
WENN ES NICHT GUT IST,
IST ES NOCH NICHT DAS ENDE.**

Oscar Wilde

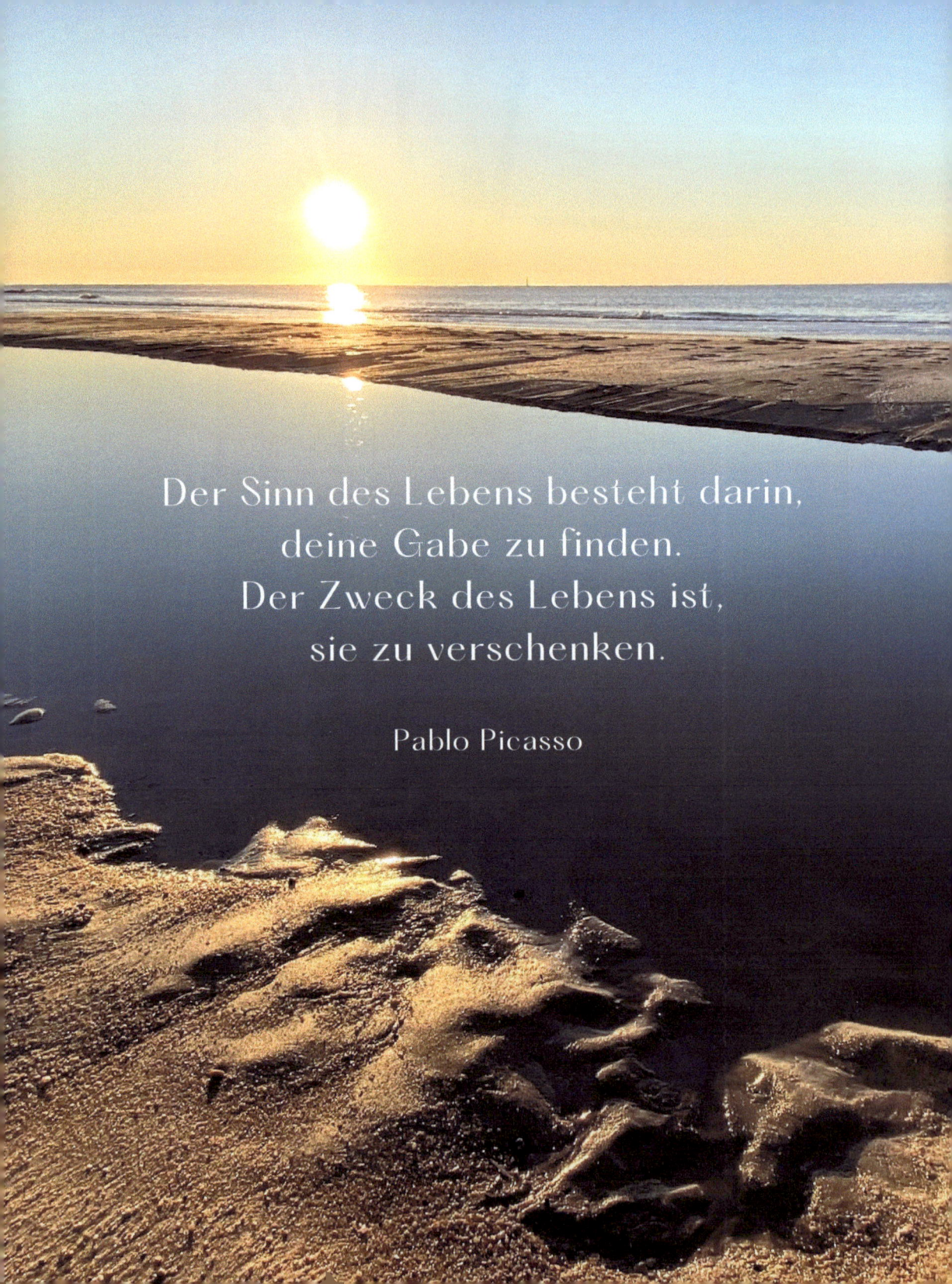

Der Sinn des Lebens besteht darin,
deine Gabe zu finden.
Der Zweck des Lebens ist,
sie zu verschenken.

Pablo Picasso

meine Notizen

SYLT TUT GUT

DANKE!

Impulse fürs Leben

Von Gedanken, Erfahrungen einer individuellen Lebensreise verbunden mit Impulsen für ein glückliches und zufriedenes Leben - darüber schreibt Sam Carstens.

Sylt tut gut gibt Impulse, zeigt Möglichkeiten auf, wieder in die eigene Kraft und Verantwortung zu kommen. Es gibt Ideen, Situationen zu hinterfragen, sich selbst zu ermächtigen.

Die hier angesprochenen Themen und Impulse sind vielfältig und nur "angekratzt". Wenn dich etwas besonders interessiert und anspricht, vertiefe dich in das jeweilige Thema…

Bist du neugierig und offen für ein selbstbestimmtes und glückliches Leben? Dann lass dich ein auf deine eigene Reise. Jeder Tag ist der richtige Tag. Fang einfach an … viel Freude dabei :-)

"Ich danke allen, die mich auf meinem Weg begleiten, mir die jeweiligen Impulse geben und immer zu mir halten!"

Sam Carstens

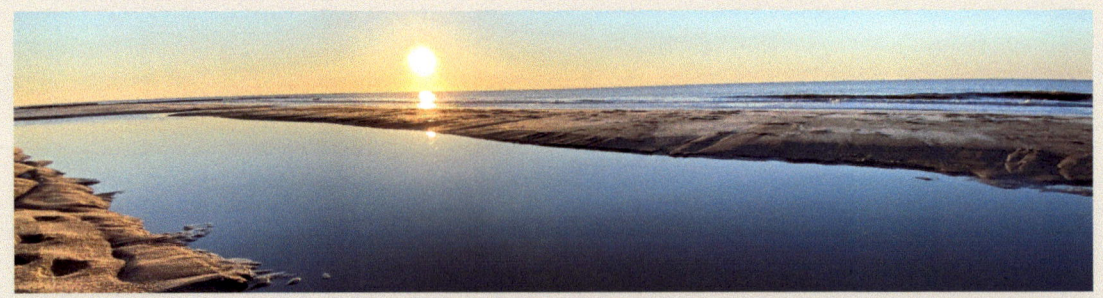